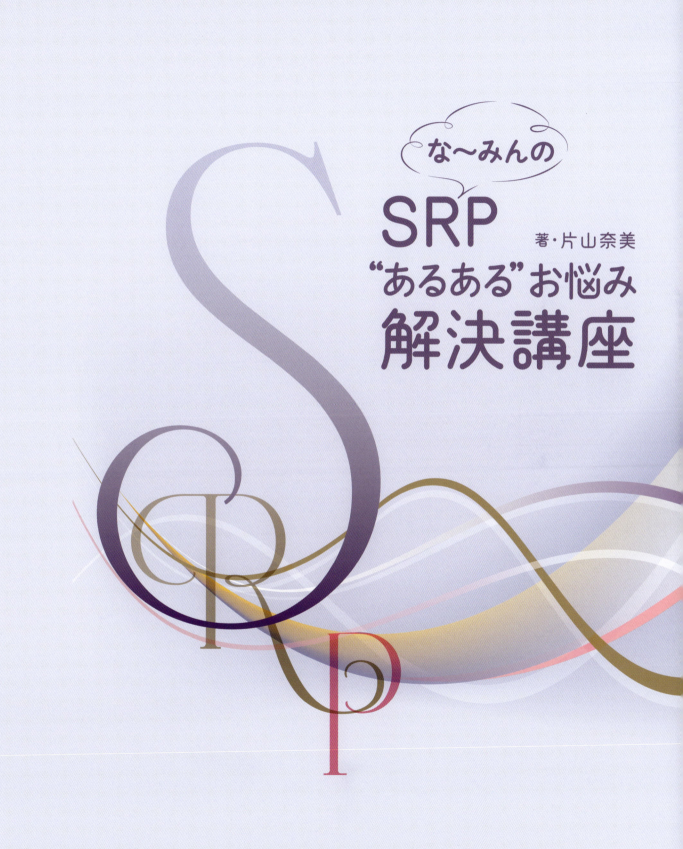

な〜みんの
SRP "あるある"お悩み解決講座

著・片山奈美

【 はじめに 】

　本書は、SRP の "あるある" な悩みを抱えている歯科衛生士、若手の歯科医師、スタッフ教育中の院長先生の皆様に向けて、教科書には載っていない、学校では教えてくれない筆者の30年にわたる臨床の成果と経験、知識や技術を元に SRP の臨床力を上げ、歯周基本治療を成功に導けることを目的にわかりやすく執筆しています。歯科医院に一冊、さらに術者お一人に一冊、診療の合間にでもさっと目を通して活用していただけると幸いです。

　2017年1月号より1年7ヵ月、「DHstyle」（デンタルダイヤモンド社）にて「な〜みんの臨床力養成講座」を連載しました。その後、2022年1月号から2年間、「な〜みんの SRP 養成講座」を連載し、SRP の悩みを丸ごと、診療室で質問に答えてもらえる、もしくは、片山塾の SRP セミナーを受講する雰囲気で解決できる内容にし、一冊にまとめあげました。

　2019年に片山塾「歯周基本治療レベルアップセミナー」を主宰し、受講者から多くの質問が寄せられた内容をピックアップし、日本歯周病学会ガイドラインや筆者の経験を元に、臨床に基づく実感を知識や症例を交えて解答しました。

　臨床歴30年を過ぎ、患者さんの変化を感じたときに意識していることは、"なぜ悪化したのか"、また、"なぜ改善したのか"、そして、"なぜよい経過なのか"と、些細なことにもつねに疑問をもち、デンタル X 線写真やプローブを使って技術力を振り返り、その場で患者さんにインタビューを繰り返し行ってきました。その経験値から、共通の問題点、解決策がみえてくることがあります。さらに、学術的なことを専門書で調べたり、専門分野に詳しい方から学び、筆者流の仮説をたてて対応することを継続しています。その結果、数え切れないほどある患者さんのストーリーをカルテ戸棚から一つずつ取り出し、連載を続けることができました。

　斉田歯科医院における臨床は、16年目になりました。斎田寛之院長には、過不足のない治療の連携をはじめ、惜しみない資料を提供いただきました。筆者のライフステージにも変化が訪れ、高齢になった親の介護など、家族を支える生活で負担が増えるなか、デンタルダイヤモンド社の編集部の方々には温かく寄り添っていただき、ついに本書発刊の運びとなりました。また、多くの方々にご協力いただきました。皆様に心より感謝を申し上げるとともに、末永くお付き合いをお願いしたく存じます。

2024年11月

片山奈美

CONTENTS

【1】 Chapter 医療面接・プラークコントロール・診査・プロービング

01 患者さんの観察とインタビューのポイント ……………………………… 008

02 プラークコントロールがなかなか改善しない場合、
どの程度待ってからSRPを行うの? ……………………………………… 016

03 プロービング値の誤差の原因と対策は? ………………………………… 021

【2】 Chapter SRP実施前の注意事項

01 SRPにおける知覚過敏への対策は? ……………………………………… 028

02 歯周−歯内病変に早期のSRPを行うかどうかの判断基準は? ………… 033

03 歯周ポケット内イリゲーション(洗浄)の優先度は? ………………… 044

04 歯周ポケット内イリゲーション(洗浄)のタイミングと適応症例の経過 ……… 048

【3】 Chapter 基礎知識とポジショニング

01 硬い歯石や深い歯周ポケットに効果的なSRPは? ……………………… 056

02 上顎臼歯部の硬い歯石や深い歯周ポケットに効果的なSRPは? ……… 063

03 下顎臼歯部の硬い歯石や深い歯周ポケットに効果的なSRPは? ……… 069

【4】 Chapter SRPの進め方

01 SRPの順番の考え方は? ……………………………………………… 076

02 浮腫性歯肉と線維性歯肉におけるSRPの進め方の違いは? …………… 087

03 浮腫性歯肉のSRPの進め方は? ………………………………………… 094

04 線維性歯肉のSRPの進め方は? ………………………………………… 102

【5】 Chapter X線写真とプローブを活用した歯根面の診査

01 ポケット底部の歯石を取り残さないコツは? ………………………… 110

02 SRP後の残存歯石を確認する方法は? ………………………………… 113

03 SRPを行う前にセメント質剝離を確認する方法は? ………………… 120

【6】 Chapter 咬合性外傷の観察と対応

01 咬合性外傷はどのように診ればよいの? ……………………………… 126

【7】 Chapter 歯周病のリスクファクターを有する臨床例

01 SRP後の線維性歯肉はどのような経過を辿るの? …………………… 138

02 血糖コントロールされていない糖尿病患者の重度歯周炎への対応は? ……… 146

カバーデザイン：金子俊樹

【1】

Chapter

医療面接・
プラークコントロール・
診査・プロービング

SRP 01 【 患者さんの観察とインタビューのポイント 】

　患者さんの主訴と口腔内の観察から、健康を維持できない原因をつねに想像しながらインタビューすることは、歯周病の進行を抑えるうえでとても重要です。そのためにはまず、健康を維持できないのはなぜか、どのような生活習慣やストレスが原因と考えられるのかを探る必要があります。

　本項では、患者さんの観察およびインタビューのポイント（**図1**）を、筆者の臨床実感をもとに症例を交えて解説します。

健康を維持できない生活習慣として考えられる原因

　そもそも健康の維持とは、「心身ともに良好な状態を維持すること」であり、適切な食事・運動・睡眠という3つの生活習慣が土台となります。聴取すべき生活習慣の内容は、以下のとおりです。

①**食事**：砂糖の摂取頻度や量
②**運動**：年齢や体調に合ったレベルの運動を継続しているか
③**睡眠**：就寝時間やよく眠れたかどうか

　とくに、ソフトな圧のプロービングに過敏で全顎的な歯肉の痛みを訴える、頻繁に口内炎や歯肉の急性炎症を発症するなど、さらに夜間のパラファンクションが疑われる場合は、よく眠れているかを確認します。

観察力とインタビューの重要性

　普段から、患者さんの動作（足腰が痛そうな動作や歩き方など）、体型（痩せているか、肥満傾向か）、服装や髪型（身だしなみが整っているか）を観察し、想像力を働かせます。たとえば、患者さんがぎこちない歩き方をしていたら、身体の痛みの有無を聴き取り、痛みがある場合は口腔内を観察し、痛みに耐えようとして歯を食いしばっていないかを確認します。そして、デンタルX線写真から咬合性外傷の臨床所見（Chapter 6 参照）を認めたら、さらに詳細をインタビューします。

（1）忙しい、疲れる、ストレス
（2）甘いものが食べたくなる、食生活の乱れが習慣化
（3）砂糖の摂取量が増えた
（4）自律神経、ホルモンバランスの乱れ
（5）睡眠障害、不規則な睡眠、免疫力の低下
（6）不衛生な口腔内環境、パラファンクション
（7）咬合性外傷の悪化

図❶　咬合性外傷を悪化させるストレスに起因する不衛生な口腔内環境、パラファンクションの要因をインタビューするポイント。①〜⑦の流れをもとにストレスの影響を想定し、これらの情報を聴取する

【症例1】

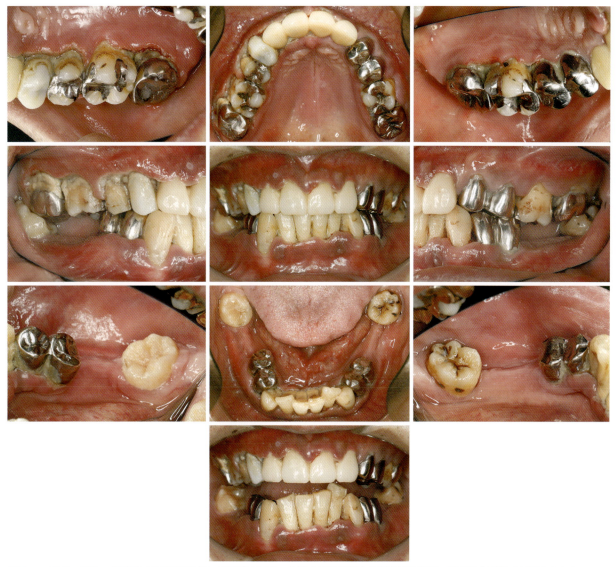

図❷a　43歳、男性。初診時（2023年3月）の口腔内写真。上顎右側に顕著な辺縁歯肉の壊死、歯肉の偽膜形成が認められた

　加えて、患者さんの年齢や性格など、個々の特徴を捉え、社会的環境やストレスなどの生活背景の変化による生活習慣への影響も確認します。

【症例1】壊死性潰瘍性歯周炎を疑った重度歯周炎

患者：43歳、男性。飲食店勤務
初診：2023年3月（図2a）
性格：控えめ

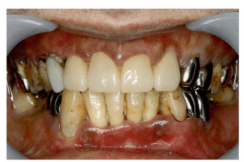

図❷b　歯周基本治療開始時（2023年3月）の口腔内写真。初診時から10日後、期待以上にプラークコントロールは向上し、歯肉の発赤が減少し始めた

喫煙歴：15本／日（30年前から）
主訴：受診6日前から発熱し、上顎右側奥歯・下顎前歯の歯ぐきに痛みと出血があり、上顎右側奥の歯ぐきが上がったため、限界を感じたとのこと
全身疾患：なし

1．初診時の観察とインタビュー

　『歯周治療のガイドライン2022』[1]では、壊死性潰瘍性歯周炎の特徴として、歯肉の偽膜形成、出血、疼痛、発熱が挙げられており、それらは受診2日前までこの患者さんにも認められ、口腔内の悪臭は診療室全体に漂うほどでした。壊死性潰瘍性歯周炎は、口腔衛生不良やストレス、喫煙、栄養欠乏、免疫不全（HIV［ヒト免疫不全ウイルス］や免疫抑制薬の使用などによる）および睡眠不足などが危険因子として知られています。それらを念頭において経過観察し、対応する必要があると判断しました。インタビューでは、通常の内容[2]に加え、壊死性潰瘍性歯周炎の原因を疑ってしっかりと聴取しました。

　患者さんは、日ごろから歯を磨く習慣がありませんでした。担当歯科医師による現状説明、モチベーション維持のための声がけに続き、次回来院まで毎食後の歯磨きを行い、口腔内を清潔に保つように指導しました。また、抗菌薬（サワシリンとオーグメンチンの強力な処方）を投与し、経過をみることにしました。

2．歯周基本治療開始時の観察とインタビュー

　歯周基本治療開始時（図2b）に、インタビューの続きを行いました。飲食店での深夜に及ぶ長時間労働で忙しく過ごし、睡眠は7時間の日もあるが、2〜3時間の日が多く、ストレスを感じているようです。喫煙は30年前から1日15本で、禁煙はまったく考えられないとのことでした。しかし、初診時に伝えた歯磨きをしっかりと継続しており、期待以上に歯肉の偽膜形成、出血、疼痛、悪臭の減少が確認できました。これらの変化を患者さんに伝えたところ、口の中がすっきりとして、い

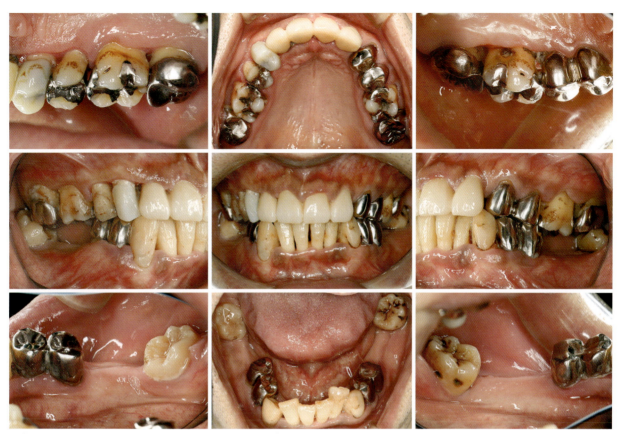

図❷c　歯周基本治療時（2023年4月）の口腔内写真。プラークコントロールの向上により、壊死性潰瘍性歯周炎の特徴はほぼ改善が認められた

ままでと変わった気がするとのことでした。2023年4月（**図2c**）には、歯肉縁上のスケーリングを行いながらTBI（Tooth Brushing Instruction）を積極的に受け、さっぱりと気持ちよい体験をし、とても喜んでいました。

【症例2】うつ病と糖尿病に罹患した患者の重度歯周炎

患者：49歳、男性。無職

初診：2022年12月（**図3a**）

性格：真面目だが不器用

喫煙歴：なし

主訴：受診6ヵ月前から下の前歯がぐらつく。歯並びが気になる

全身疾患：うつ病（作動性抗うつ薬：ノルアドレナリン・セロトニン）、糖尿病（経口糖尿病用薬：オマリグリプチン［服薬時でHbA1c 6.2％］）、高血圧症（血圧降下薬：アジルサルタン・アムロジピンベシル酸塩配合材［服薬時の血圧：92.3/127.8］）

【症例2】

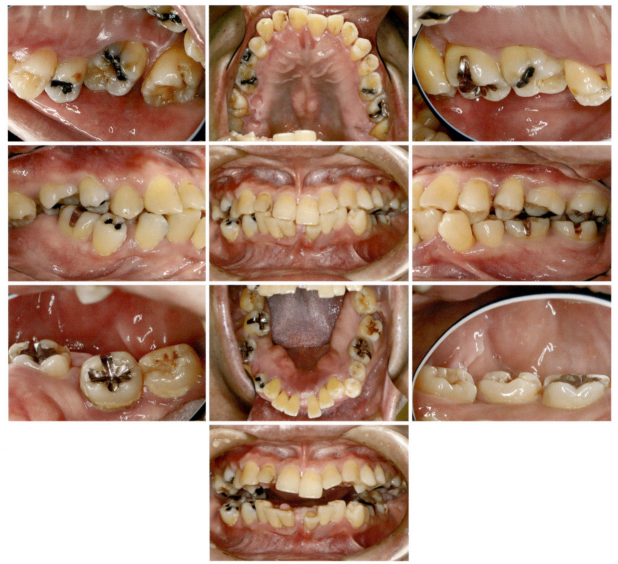

図❸a　49歳、男性。初診時（2022年12月）の口腔内写真。全顎的なPTM、下顎前歯に著しい唇側傾斜、発赤、腫脹、Millerの分類で3度の動揺が認められた

1．初診時の観察とインタビュー

　受診6ヵ月前までは、歯並びがきれいであると本人は自覚しており、母親からもそう言われていたそうです。口腔内所見では、著しい骨隆起、49歳の年齢としては進行した下顎前歯に限局した重度歯周炎、全顎的なPTM（Pathologic Tooth Migration：病的歯牙移動）を認めました。

　インタビューでは、通常の内容[2]に加え、うつ病と糖尿病患者であることを考

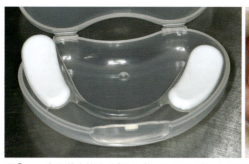
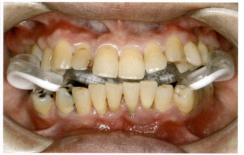

図❸b　歯周基本治療開始時（2023年3月）。通販サイトでソフトタイプのナイトガードを購入し、嚙みしめをしないように積極的に努力された

慮し、患者さんのこれまでの苦しみを汲み取りながら、ストレスを与えないように配慮しつつ、図1に該当する内容がどの程度あるのか、「夜はぐっすり眠れますか」のように優しい質問から聴き取りました。すると、うつ病で夜間の激しい嚙みしめの自覚があり、どうすることもできずに悩んでいることがわかりました。歯並びと歯周病を悪化させないためにも夜間の嚙みしめを軽減させる必要があります。そこで、日中の不必要な上下歯列の接触を防ぐ目的でTCH（Tooth Contacting Habit）の説明を行い、寝る前にリラックスできる顎関節ストレッチを提案したところ、患者さんも積極的に努力したい意向を話してくれました。

2．歯周基本治療開始時の観察とインタビュー

　隣接面、歯頸部、下顎前歯部にプラークの付着が認められましたが、セルフケアは1日2回、朝は5分、夜は10分磨いていました。以前、他院で受けた歯磨き指導をずっと継続していたそうです。セルフケアの意識は高いと判断し、プラーク染色を行い、磨けていない箇所に気づいてもらうTBIを行ったところ、熱心に磨き方を練習されました。しかし、毎日必ず父親が買ってくる団子を食べる習慣がありました。不規則な食事（糖分の摂取過多）は、プラークの増殖、糖尿病の悪化、歯肉の炎症反応が起こりやすく、口腔内に悪影響を及ぼすことを理解してもらい、できる範囲でバランスのとれた食事[3]、3食をある程度決まった時間に、決まった量の主食（炭水化物：米・麺類・パン・パスタなど）、主菜（エネルギー：タンパク質・脂質・鉄・ビタミン・ミネラルなど）、副菜（おもに食物繊維：野菜・きのこ・いも・海藻など）を摂取し、間食や水分補給では糖分を極力摂取せず、適度な運動を心がけることを提案しました。

　患者さんはその後、口腔内を悪化させたくないという強い思いから、通販サイトでソフトタイプのナイトガードを購入し、夜間の嚙みしめ防止に積極的に取り組んでいました（**図3b**）。その努力の甲斐あって、初診時に比べて全顎的なPTMは

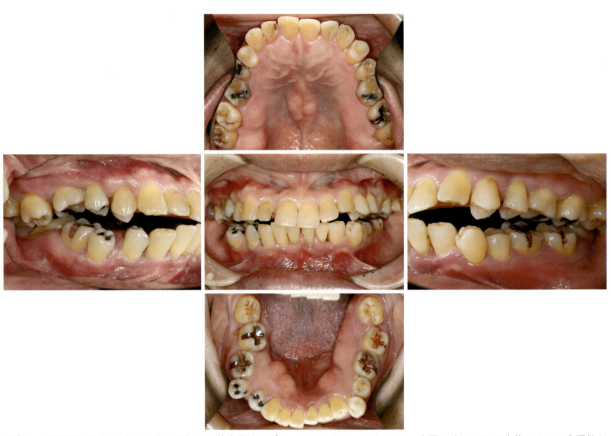

図❸c　歯周基本治療時（2023年4月）の口腔内写真。プラークコントロールとTCH、夜間の噛みしめの改善により、全顎的なPTM、著しい下顎前歯の唇側傾斜に予想以上の改善傾向がみられた

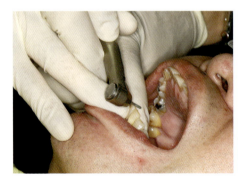

図❸d　咬合調整時（2023年4月）。下顎前歯の早期接触を除去するために、咬合調整を行った

　臼歯部の近心傾斜や下顎前歯部の唇側傾斜が予想以上の改善傾向を示しました（図3c）。しかし、下顎前歯部に早期接触が起こり、歯根長2/3以上の骨欠損量と、Millerの分類で3度の垂直的動揺を認め、予後不良とされました。そのため、臼歯部でも咬合できるように咬合調整を行いました（図3d）。

現在は、甘いものの摂取を減らし、プラークコントロールも格段に改善したため、今後は歯の動揺の減少、歯周組織の安定を目標に歯周基本治療を進めます。ナイトガードは夜間の噛みしめを緩和させるのに役立ちましたが、歯の自然移動の妨げになる可能性があるため、以後は使わないように主治医から指導を行い、来院のたびに早期接触の確認を行うこととしました。さらに、髪型や身なりまできれいに整えて来院されるようになり、再就職が決まったことを話してくれました。

　患者さんへの気づきは、普段接する患者さんの病気や、それらに関連する生活習慣を知ろうとする努力の積み重ね、つまり病気への正しい知識と経験をもとに推察し、仮説を立ててインタビューすることで得られます。筆者の提案を患者さんが15〜30年以上継続され、現在も健康管理に役立ち、患者さんから感謝されることが、何よりもうれしいです。

【参考文献】
1）日本歯周病学会：歯周治療のガイドライン2022．医歯薬出版，東京，2022：13，48．
2）片山奈美，斎田寛之：歯周基本治療のレベルアップ POINT 臨床記録の読み方，症例の見方，骨欠損の治し方．デンタルダイヤモンド社，東京，2019：57．
3）日本糖尿病学会：糖尿病食事療法のための食品交換表 第7版．文光堂，東京，2013．

SRP 02 プラークコントロールがなかなか改善しない場合、どの程度待ってからSRPを行うの？

「DHstyle」（2021年11月号）の特集1ではSRPを開始するタイミングについて、プラークコントロールが向上し、辺縁歯肉の炎症がある程度改善してから行うのが理想的で、良好な結果を得やすいと解説しました[1]。しかし、なかにはTBI（Tooth Brushing Instruction）を行ってもプラークコントロールが改善しない患者さんもいます。そのような場合、ケースバイケースではありますが、"どの程度待ってからSRPを開始するか"をプラークコントロールと炎症の両方の変化を見て判断します（図1）。本項ではその詳細を解説します。

プラークコントロールと炎症の両方の変化を見る

図1のパターンA・B・Cは、すぐにSRPを行ってもよい結果は得られないこと、つまり、治療に時間がかかり、悪化してしまう可能性があることを患者さんに説明し、理解を得たうえで、SRPよりも歯磨きによるセルフケアが重要であることを強調します。そして、炎症のコントロール（セルフケアの確認と歯肉縁上のクリーニング）を優先するのか、すぐにSRPを行うのか、のどちらかを患者さんに選択してもらいます。実際には、多くの患者さんが前者を選択します。

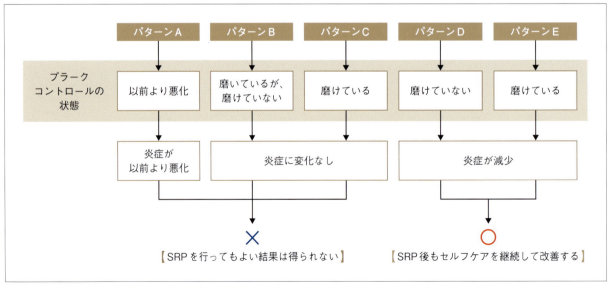

図❶ プラークコントロールと炎症の両方の変化を見たうえで患者に説明する。急性炎症を伴う場合は歯科医師とよく相談する

①歯磨き	（ 　　　　　回／日）　□朝　□昼　□夜
②時間（分）	（朝　　　　　分）（昼　　　　　分）（夜　　　　　分）
③歯ブラシ	□硬め　□普通　□軟らかめ　□大きい　□小さい
④歯磨剤の使用	□あり　□なし
⑤以前にTBIを受けた経験	□あり　□なし
⑥スケーリングを受けた経験	□あり　□なし　（最終　　　　　前）
⑦甘いものが好きか	□はい　□いいえ
⑧どんな甘いものを摂取するか	（　　　　　　　　　　　　　　　　　　　　　）
⑨ジュース類	（　　　　　　　　　　　　　　　　　　　　　）
⑩コーヒー（砂糖量）	（　　　　　　　　　　　　　　　　　　　　　）

図❷　チェックシート（参考文献[2]より引用改変）

　パターンDは、術者がよく見落としがちです。患者さんは普段から頑張って磨いているか、あるいは一時期だけしっかり磨いていた可能性を考えて、改善傾向にある炎症の変化を見逃さずに観察しましょう。変化を認めたら、「今日は歯磨きが甘くなっていますが、辺縁歯肉の炎症が改善していました」などとポジティブな状況であることをしっかり伝えます。これらを見逃して悪化した部分ばかり指摘すると、患者さんの意欲を損なうおそれがあります。

　パターンEは、「とてもきれいに磨けており、さらに辺縁歯肉の炎症も改善傾向にあって、とても理想的です」などと患者さんに伝えてからSRPに着手します。そして、SRP後のセルフケアの継続により、さらによくなることを説明します。

1．「炎症のコントロールを優先する」を選択した場合

　このような場合、いきなり再TBIを行うのではなく、体調や生活背景の変化、チェックシート（**図2**）[2]によるセルフケアの確認として①〜④をインタビューすることで、患者さん自らが問題点に気づくことがあります。再TBIでは、一方的な指導ではなく、プラーク染色を行って基本的な歯ブラシの使い方を実践できそうなことから患者さんと一緒に考えたり、前回のポイントを再確認したりします。磨きにくそうな部位があれば、手を添えて繰り返し丁寧に練習を行います。

　歯肉縁上の歯石などの除去後は、さっぱりして気持ちよいと感じるので、セルフケアでもその状態を維持できるように、さらなるモチベーションアップに繋げます。次回の目標として、炎症が改善した部位からSRPを行うことを伝えます。

2．「すぐにSRPを行う」を選択した場合

　すぐにSRPを行った場合、「SRPをした部位は、就寝前の歯磨きとして1ヵ所に

つき30回を目安に、小刻みに丁寧に磨いて、最低でも１週間継続すれば、歯周病の進行を抑制できるかもしれません」などと目標を提示します。このような提案をきっかけに、患者さんのプラークコントロールが向上することもあります。

糖尿病罹患の有無やシュガーコントロールの必要性を確認

　パターンCのように、磨けているが炎症を認める場合、その原因を探る必要があります。たとえば、普段から磨いているが糖質の摂取頻度が高く、プラークの粘着性の高さと量の多さからセルフケアが追いつかないのか、または、糖尿病を患っていないかを確認し、砂糖や果物の摂取頻度や量をインタビューします。そして、来院前だけしっかり磨き、普段は磨けていない場合は、その理由（自身の病気や家族の介護など）をヒアリングし、生活背景を確認します。セルフケアを行うのがたいへんそうであれば、できそうなことを患者さんと一緒に考え、シュガーコントロールの必要性があるかも確認します。

【症例】
パターンB：磨いているが磨けておらず、炎症の変化がない重度歯周炎

患者：66歳、女性、書道講師

初診：2012年12月（図３）

喫煙歴：なし

主訴：歯の痛みと知覚過敏

所見：デンタルＸ線写真より、1|1 に歯石沈着、|1 近心に歯根長の2/3以上の２壁性骨欠損を認め、歯槽頂部歯槽硬線が不明瞭、歯根膜腔の拡大がみられる。歯周組織精密検査より、深いところで PPD（Probing Pocket Depth）７㎜、動揺度３で咬合性外傷を伴っていることを確認し、予後不良歯と予測した。しかし、口腔内写真でプラークの付着を認めたため、今後のプラークコントロールの向上が改善に繋がることを期待して対応した

　歯周基本治療中の患者さんから、「つい怠けてしまう」、「どうしてもチョコレートがやめられない」、「セルフケアは来院直後しか続かない」、「来院すると、いつも反省ばかりする」と、正直に話されたことが印象的でした。生活背景を確認すると、海外旅行が多く、不規則な食生活の自覚があり、セルフケアが不安定でした。

　セルフケアは１日３回行っており、夜は丁寧に磨いているとのことでしたが、歯ブラシが届きにくいところ、とくに歯間部は、プラークの付着が多く認められました。初診時は、主訴への対応と同時に診査結果を踏まえて歯周病の説明を行うと、患者さんのモチベーションが上がりました。意欲的にセルフケアに取り組まれ、全体的に歯肉の炎症が減少して歯肉が収縮し、効率よく歯肉縁上スケーリングを進め

【症例】

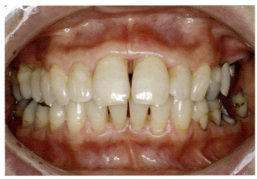
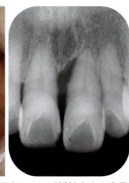

図❸ 66歳、女性。初診時（2012年12月）の口腔内写真より、浮腫性歯肉で多量のプラークの付着が認められた。デンタルX線写真より、1|1 に歯石沈着、|1 近心に2壁性骨欠損、歯槽頂部歯槽硬線が不明瞭、歯根膜腔の拡大を確認。歯周組織精密検査より、深いところで PPD 7 mm、動揺度3と咬合性外傷が認められた

られました。

　その後、SRPに移行する予定でしたが、一気にプラークコントロールが悪化して歯間部の炎症が進行し、歯石の再沈着が認められました。このとき、"どの程度待ってSRPを行うのか"について、プラークコントロールと炎症の両方の変化を見て考えました。

　これらの変化により、パターンB：磨いているが磨けていない→炎症に変化なし→SRPを行ってもよい結果は得られないと判断しました。その後の対応について、患者さんは「炎症のコントロールを優先する」を選択しました。再度モチベーションアップを図り、再TBI、再スケーリングを行いました。以前より磨けている部位があるかを観察し、セルフケアが良好な歯が何歯かあったので、そこからSRPを進めました。

　その後の来院時には、目標であった"歯間部の炎症減少"が達成されていました。しかし、歯頸部のブラッシングがおろそかだったり、チョコレートの摂食頻度が高くプラークの量が増加し、磨き残しが認められたりしました。そのため、歯肉縁上のクリーニングを行いながら、少しでもよくなったところを見せてモチベーションを維持させ、SRPを進めました。

　やがて、口腔内状況が改善し、パターンD：磨けていない→炎症が減少→SRP後もセルフケアを継続して改善するとして、対応を変更しました。予後不良歯であった|1の炎症のコントロールと動揺のコントロール[3]がある程度改善されたため、SRPを行い、2ヵ月後に再評価しました（図4）。

　再評価後には、残存歯周ポケットに対して再SRPとその直後にTBIをしっかり

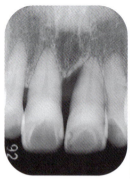

図❹ 再評価時（2013年8月）。デンタルX線写真より、1は垂直的動揺も改善され、近心に歯槽頂部歯槽硬線が確認され、PPDも7mmから5mmに減少した。この時点で、予後不良歯の判断はなくなり、保存可能と考え、PPD 5mmに対して、歯根面の歯石のざらつきを確認できたため、根面を必要以上に傷つけないように慎重に再SRPを行った

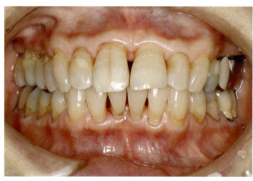 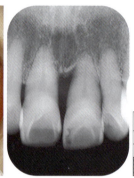

図❺ SPT時（2021年6月）の口腔内写真より、現在もセルフケアは不安定で、歯間部などに炎症が認められた。デンタルX線写真では、歯槽頂部歯槽硬線が明瞭化し、骨縁下欠損の進行を阻止できた。歯周ポケットは、BOP（＋）と動揺度2を認めたが、2mm以内に改善・維持された

行い、来院直後のセルフケアをある程度は続けられました。そのため、現在のSPT時においても不安定な状態は拭いきれませんが、歯周ポケットの改善は予測していた以上によかったと思います（図5）。

【参考文献】
1）片山奈美：30年の臨床経験に基づく歯科衛生士の眼と手．DHstyle，15(11)：13-26，2021．
2）片山奈美，斎田寛之：歯周基本治療のレベルアップ POINT 臨床記録の読み方、症例の見方、骨欠損の治し方．デンタルダイヤモンド社，東京，2019：57．
3）片山奈美：歯周基本治療で骨縁下欠損の改善がみられた広汎型重度慢性歯周炎症例．日臨歯周誌，35(1)：133-138，2017．

SRP 03 プロービング値の誤差の原因と対策は?

　日ごろから、担当歯科衛生士が変わった、歯周炎が悪化したなどの理由により、プロービング値が変わることがあります。それが術者による力の差なのか、歯周炎が偶然悪化しただけなのか、悩むことがあります。

　歯周炎が悪化した場合、プラークコントロールの変化や歯石沈着、炎症の有無、動揺度の変化、骨欠損の変化、セメント質剥離、歯根破折（マイクロクラック）、歯内−歯周病変など、すべてを疑って確認します。また、インタビューから糖尿病の発症や悪化、他の重篤な全身疾患、ライフスタイルの著しい変化なども併せて聴き取ります。

　しかし、前回と担当歯科衛生士が違う場合、自分の見落としや力の差による誤差なのか、歯周炎が悪化したタイミングだったのかをプロービング値だけで判断するのは困難です。そのような場合は、現状の問題点（プラークコントロールの低下、SRP など）の解決に集中することが大切です。

プロービングの誤差

　プロービングを行う時期による差も考慮します。初診時は疼痛があったり、プラークの付着が多かったりする場合があります。そのようなときは急性炎症に注意し、必ず初診時にプロービングを行わなくてもよいと考えています。プラークコントロールの改善を優先して対応しましょう。

　再評価は、SRP 後14〜21日に実施するとされていますが、約１ヵ月経過後のほうが治りがよくなります。歯周外科手術後は約３ヵ月、メインテナンスやSPT 時は、再発と改善の確認として、随時リスク部位を中心に再評価を行います。

　プロービングの誤差を生じる原因[1] は、**図1**にあるようにさまざまであり、それらすべてを避けることは困難なようです。

使用するプローブと解剖学的特徴（豊隆）に合わせた正しい挿入

　プローブの種類や読み方で誤差が出ないように、歯科医院内で使用するプローブを統一し、測定用と触知探査用に分けて使用しています[1]。

　解剖学的特徴（豊隆）への正しい挿入は、**図２a**の根尖方向へ向かい、歯根に圧接しながら行います[2]。間違った挿入をしやすい根分岐部、隣接面では誤差が出や

- 使用プローブの厚さ（メーカー・種類が同じであることが望ましい）
- 解剖学的特徴（豊隆など）
- 力の差（部位や術者によるので、同一術者が望ましい）
- 炎症性細胞湿潤と喪失程度（過大評価になりやすい）

図❶　プロービングの誤差を生じる原因（参考文献[1]より引用改変）

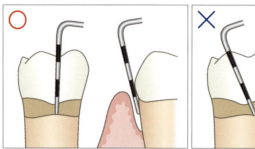 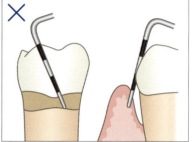

図❷a　正しい方法では、根尖方向へ歯根に圧接しながら行っている（左）。間違った方法では、接合上皮を突いてしまう（右）

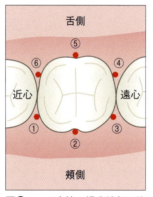 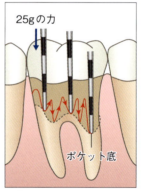

図❷b　6点法。根分岐部に注意する

図❷c　ウォーキングプロービング。歩くようにくまなく測定

すくなります。6点法やウォーキングプロービングでくまなく測定すると、正確な情報を得られます（**図2b、c**）[3]。必ず最深部を記録しましょう。

プロービング圧の違い

　力が入りやすい持ち方では、誤差が出やすくなります。そのため、秤を使って正しいプロービング圧のかけ方を練習し、できるかぎり歯科医院内で統一します。少しでも誤差を減らすためにも、術者一人ひとりが、圧の強さを定期的に測って確かめる必要があります（**図3**）。

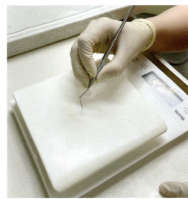

図❸ プロービング圧は定期的に測って確かめながら練習する

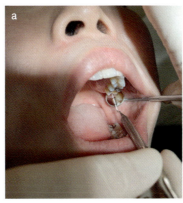
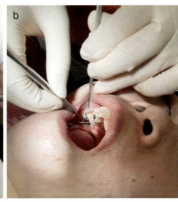
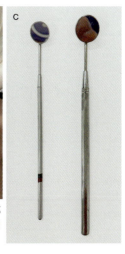

図❹ a〜c　プロービングには小さいミラーの使用がお勧め。a、b：測定部位から離れた位置にレストをとり、最後臼歯遠心などの狭い部位にも簡単に届く小さいミラーを使用する。c：ミラーの大小の比較

　プロービング圧を一定に保つためには、モディファイドペングラスプ法でプローブを軽く保持し、プローブをそっと落とす感じにその重さをかけ、少し圧を加えると20〜30gで安定しやすくなります。レストは力が入らないように測定部位から離れた位置にとります。また、最後臼歯遠心などの狭い部位にも簡単に届く小さいミラーを使うとよいでしょう（図4 a〜c）。

プロービングの注意点

1．上皮付着の付着力

　上皮付着の付着力は線維性付着より弱いものの、プローブを挿入しただけで剥離・破壊に至るほど弱くはありません。歯肉に炎症があると、歯と上皮との付着部よりも、むしろ上皮細胞間に剥離を起こし、そこを貫通します。"上皮付着のターンオーバーは4〜6日"、"外科的・機械的に剥離しても根面がプラークなどに汚染されなければ、容易に再付着する"ことを根拠に安心してプロービングできます

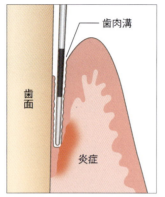
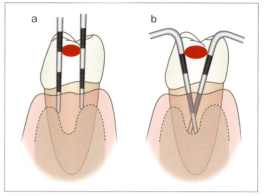

図❺ 上皮付着は剥離が起きても、根面がプラークなどに汚染されなければ容易に再付着する

図❻ 原則の正しい方法では、接触点（赤囲み部）直下は測定できない（a）。接触点を避けて斜めに挿入する（b）。歯の長軸5°以内であれば、誤差は0.5mm以下

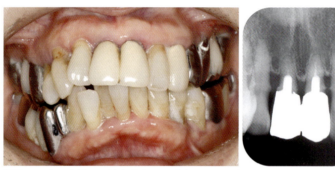

図❼ 57歳、女性の口腔内写真およびデンタルX線写真。大きくて尖った歯石がある場合、プローブで歯肉を根面から離し、歯石を乗り越えて歯周ポケット底部まで到達させることは困難

（図5）[4]。

2．接触点直下の測定

　歯石の取り残しが多い術者は、図2aの正しい挿入方法のみを行っており、接触点直下までの測定が不十分なケースが多いです。矛盾しているようですが、原則の正しい方法（図6a）では、接触点直下は測定できません。したがって、正確な計測値を出すためには、接触点を避けて斜めに挿入する方法（図6b）を行う必要があります[3]。歯の長軸5°以内であれば、誤差は0.5mm以下に減少するといわれるため、そのことを理解したうえで測定します[5]。

デンタルX線写真を確認し、AL（アタッチメントレベル）を予測

　プローブを用いてポケット底部がどこにあるのかを確認します。その際は、プローブで歯肉を根面から離し、歯石を乗り越えてポケット底部まで到達させましょう。大きくて尖った歯石（図7）などの有無をデンタルX線写真で確認しておき、測

定が困難であると判断した部位を記録し、注意しながら SRP を行えるように準備します。歯石除去後にプロービング値が深くなることが予測されます。初診時からの経過をデンタル X 線写真を用いて確認し、AL を予測する（Chapter 5-01 参照）ことは必須です。デンタル X 線写真を見て AL をパッと判断できるようになれば、すぐ予測できるようになります。

【症例】 最後臼歯遠心に進行した重度歯周炎

患者：49歳、男性（主夫、彫刻家）

初診：2016年4月（図8）

喫煙歴：あり。25年前まで10年間、1日1箱

主訴：歯周治療を受けたい

　初診時、7｜遠心の歯周ポケットは PPD（Probing Pocket Depth）3㎜、BOP（Bleeding on Probing）（＋）でした。その後、SPT（Supportive Periodontal Therapy）に移行しましたが（図9）、初診から5年後の SPT 時には、全顎的なプラークコントロールの低下から、遠心は PPD 9㎜、BOP（＋）になり、骨縁下欠損が進行しました（図10）。幸い、患者さんはコロナ禍においても一度もキャンセルせずに通い続けてくれたため、早期に骨縁下欠損を発見できました。2022年4月に SRP を行い、6月に確認したところ、プラークコントロールの安定により、遠心は PPD 5㎜、BOP（－）で改善傾向となり、歯周病の進行を抑えられました（図11）。

　このように、最後臼歯遠心だけが悪化するケースもあります。そのため、6点法を行うことに加え、つねに最後臼歯遠心を意識してプロービングを行っています。

日ごろから資料を記録!!

　長期的に安定していた患者さんでも、口腔内が急変することがあります。とくに、コロナ禍では、患者さんのライフスタイルが大きく変化し、2～3年で悪化するケースが頻繁に見受けられました。プロービング値の変化が、担当歯科衛生士が変わったことによる誤差か歯周炎の悪化によるものかを判断するためにも、プロービング、プラークの付着状況、炎症と動揺の程度、口腔内写真やデンタル X 線写真の記録による AL の予測などを意識して確認しましょう。

【症例】

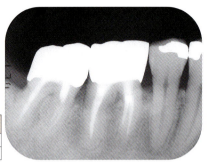

図❽ 49歳、男性。初診時（2016年4月）のデンタルX線写真と歯周組織検査表。7̲遠心はPPD 3㎜、BOP（＋）

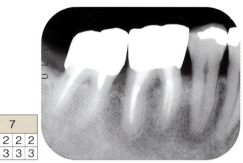

図❾ SPT移行時（2017年5月）のデンタルX線写真と歯周組織検査表。7̲遠心は安定した

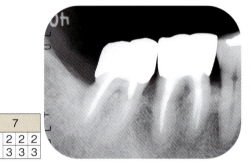

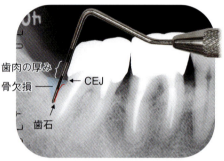

図❿ 左：SPT時（2021年11月）のデンタルX線写真と歯周組織検査表。7̲遠心はPPD 9㎜、BOP（＋）に変化。骨縁下欠損が進行した。右：デンタルX線写真の見方（イメージ図）。AL（アタッチメントレベル）約5㎜、歯肉腫脹の厚さ約4㎜が認められた

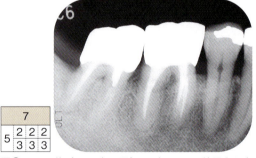

図⓫ SRP後（2022年6月）のデンタルX線写真と歯周組織検査表。7̲遠心はPPD 5㎜、BOP（－）、AL約2㎜（SPT時より－3㎜）、歯肉の厚さ約3㎜（SPT時より－1㎜）で改善傾向

【参考文献】
1）片山奈美，斎田寛之：歯周基本治療のレベルアップPOINT 臨床記録の読み方，症例の見方，骨欠損の治し方．デンタルダイヤモンド，東京，2019：29．
2）Pattison AM, Pattison GL: Periodontal Instrumentation 2nd Edition. Prentice Hall, New Jersey, 1991: 18.
3）加藤 熈：歯科衛生士のための最新歯周病学．医歯薬出版，東京，2018：73-75．
4）加藤 熈：新版 最新歯周病学．医歯薬出版，東京，2011：12．
5）佐々木妙子：プロービングから得られる情報 プローブの有効な使い方．歯科衛生士，11（4）：8-9, 1987．

【2】
Chapter

SRP実施前の注意事項

SRP 01 【 SRPにおける知覚過敏への対策は? 】

　知覚過敏はSRPを行わなくても発症することが多いため、万が一に備えて原因と対策をあらかじめ説明しておきましょう。そうすれば、SRP中に知覚過敏を発症したときも患者さんとの信頼関係に影響が少なくてすみます。

　歯周病を改善しようとして行ったSRPが原因で知覚過敏を来し、患者さんとの信頼にひびが入って来院が途絶えてしまっては、本末転倒です。そのようなことにならないためには、日ごろから知覚過敏を意識しなくてはなりません。

あらかじめSRP後に知覚過敏が起こる可能性を説明しておく

　生活歯と失活歯の違いと、生活歯に知覚過敏が起こる構造について説明しましょう。神経の枝は、歯髄から象牙細管を通って放射状に歯根表面へ向かって走行しています。そのため、歯周病や歯周治療によって歯肉が収縮して歯根露出すると知覚過敏が起きやすくなること、さらに研磨剤や歯ブラシで念入りに擦り過ぎることやTCH（Tooth Contacting Habit）、噛み締めなどで悪化する[1]ことがあると知ってもらいます。

唾液中のカルシウムイオンが象牙質を修復し、痛みを軽減してくれる

　知覚過敏が起きたときに最も重要なのは、プラークを染色して、プラークコントロールが良好かどうかを患者さんと確認することです。必要であればモチベーションアップを図りながら、TBI（Tooth Brushing Instruction）を行いましょう。

　そして、つねに口腔内を清潔に保たせることで、唾液中のカルシウムイオン[2]が露出した象牙細管の穴を修復し、1ヵ月くらいで知覚過敏を軽減してくれます。このときに、研磨剤や歯ブラシで念入りに擦り過ぎると悪化するケースがあることを繰り返し伝えます。

術者対策①：根面削除量に影響される要因を理解したSRP

　適切な回数で1面のルートプレーニングを行うためには、抜去歯を用いたトレーニングが必要です。報告者によりまちまちですが、キュレットでのルートプレーニングによって根面が削除される量は、おおよそ2〜200μmといわれています。ストローク回数と根面削除量に影響する要因[3]を理解してSRPを行いましょう（**図1**）。

028　Chapter 2　SRP実施前の注意事項

> **キュレットでのルートプレーニングによって削除される歯質の量は
> 報告者によりまちまちで、2〜200μmとされている**
>
> - 露出歯根面の歯質の変性度
> - 硬さ（セメント質か象牙質か）
> - スケーラーの種類（メーカー）
> - 使用角度（スケーラーのブレードと根面のなす角度）
> - 研磨度
> - 側方圧：未経験者（200〜650g）、熟練者（550〜950g）

図❶　根面削除量に影響される要因（参考文献[3]より引用改変）

術者対策②：プローブでの確認をこまめに行う

　CEJ（セメント−エナメル境）付近のセメント質の厚さは約20〜30μmです。セメント質が薄い部分のスケーリングでは、ワンストロークで根面が約10μm削れることを意識し、ストロークを数回ほど数えたら、そこで中断してプローブで根面を触知します。削りすぎていないか、また、解剖学的形態を壊していないかをつねに確認しながらストロークとプローブによる触知を繰り返します。プローブでの触知は、ストロークをおよそ3回するごとにこまめに行います。

　卒後1年目と10年目の術者を比較すれば、技術に差がでることはいうまでもありませんが、熟練するに従ってやみくもに行うストローク数は少なくなります。

【症例】知覚過敏を有する患者さんへのSRPの経過

患者：51歳、女性
初診：2017年6月（図2）
喫煙歴：現在は非喫煙であるが、喫煙歴あり（20年前まで10年間、1日5本程度）
主訴：左下奥歯の詰めものが取れてズキズキ痛い

　本症例はChapter 5-02に掲載しているので、併せてご覧ください。初診時には、全体的に浮腫性歯肉の炎症が認められ、デンタルX線写真からは、歯肉縁下歯石が多量に付着していることを確認できましたが、根分岐部病変は認められませんでした。

　右上臼歯部に経験の浅い歯科医師がSRPを行いましたが、知覚過敏を来して水道水がしみるようになってしまいました。さらに、更年期障害による体調不良も重なってしまったため、しばらく様子を見ながら少しずつSRPを行うことを希望され、筆者が担当することになりました。まずはプラークコントロールの徹底を目標に、歯肉縁上のスケーリングから進めることにしました。

【症例】

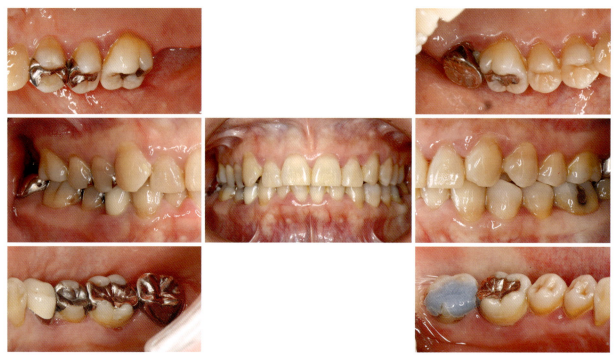

図❷　51歳、女性。初診時（2017年6月）の口腔内写真。粘性の高いプラークの付着と浮腫性歯肉が認められた

1．SRP後の知覚過敏への対応

　セルフケアは1日に2回、朝と夜に行っていました。患者さんは、日中と夜間に噛み締めの自覚がありました。9月の時期の温かい水でもしみるようになってから、さらに歯ブラシを当てるのが億劫になり、歯肉の炎症も全体的に悪化しました。

　食生活においては、飴をよく舐めるとのことで粘性の高いプラークが付着していました。そのため、シュガーコントロールとプラークコントロールを徹底し、研磨剤入りの歯磨剤は使わないようにすることを提案しました。1ヵ月ほど時間がかかりますが、知覚過敏が少しずつ軽快していくことを説明しました。加えて、TCHへの対策が必要であることも伝え、患者さんに重要性を理解してもらいました。

　さらに、5 4|に著しい知覚過敏があったため、MSコート Hys ブロックジェル 3 mL（サンメディカル）をしっかり塗布しました。

2．知覚過敏が軽快し、SRPに着手

　患者さんは、知覚過敏の苦痛から逃れるために藁をも摑む思いで、セルフケアとTCHへの対策をしっかりと行いました。そのおかげで、歯肉の炎症が大幅に改善し、日常生活では知覚過敏が気にならない程度に落ち着いたため、SRPに着手して再

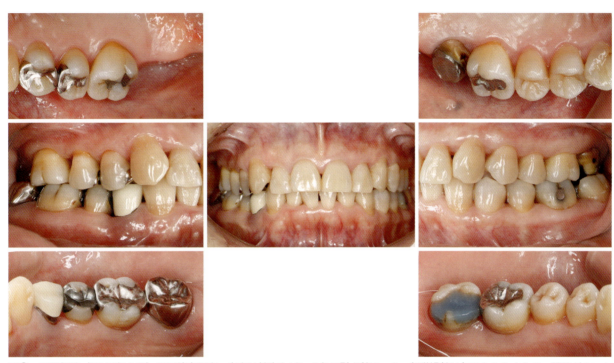

図❸　再評価時（2018年6月）の口腔内写真。歯肉は健康なピンク色に引き締まった。知覚過敏は気にならなくなり、調子がよいと喜んでいた

評価検査を行いました（図3）。

やみくもにSRPを行うのは危険!!

　SRP時における盲目下のスケーリングを行う前に、抜去歯を用いて同じ部位を何回ストロークしてよいのかトレーニングし、把握しておきましょう。

　しかし、実際の臨床では同じ部位に対して何度も繰り返し処置しがちです。そのため、スケーラーの研磨度、側方圧、ストローク数などを考慮し、根面削除量を想像しながらSRPを行うことで、オーバーインスツルメンテーションを防ぎ[4]、知覚過敏を起こしにくくなります（図4）。

　露出歯根表面には、エンドトキシンという有害物質が存在し、それらが表層に緩く結合していることを考慮しましょう。歯肉に接触しない歯肉縁上汚染セメント質と、治療後に歯肉縁上に露出する部分（歯肉辺縁部）は、軽く行うのみ（根面の粗造感がなくなる程度）にします（図5）[5]。

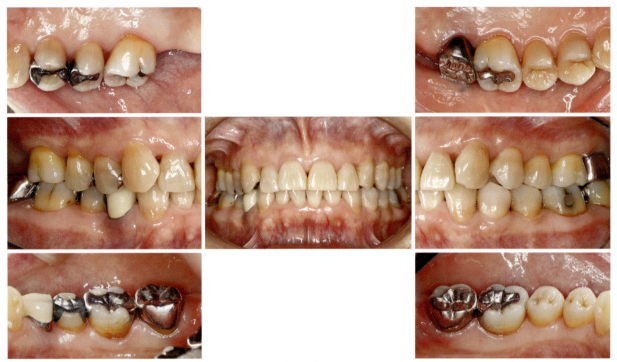

図❹ 最新SPT時（2021年10月）の口腔内写真。しばらく知覚過敏がなかったので、研磨剤入りの歯磨剤を使用したところ、知覚過敏が再発。歯磨剤の使用を中止し、TCHも再確認することになった

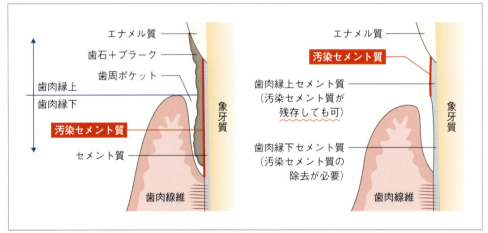

図❺ 歯肉に接触しない汚染セメント質は除去の必要はない（参考文献[4]より引用改変）

【参考文献】
1）下野正基：下野先生に聞いてみた［2］エンドの疑問に答える，指針がわかる．クインテッセンス，東京，2019：112．
2）石川達也，高江洲義矩（監訳）：唾液の科学．一世出版，東京，1998：63-69．
3）北川原健：歯肉縁下のプラークコントロール．デンタルハイジーン別冊，医歯薬出版，東京，2002：12．
4）北川原健：歯肉縁下のプラークコントロール．デンタルハイジーン別冊，医歯薬出版，東京，2002：67-69．
5）加藤熈：歯科衛生士のための最新歯周病学．医歯薬出版，東京，2018：118．

歯周−歯内病変に早期のSRPを行うかどうかの判断基準は？

歯周基本治療開始時に、デンタルX線写真のみで歯周−歯内病変を判断するのは難しい、あるいは誤った判断をしてしまうと相談されることが多くあります。そこで本項では、歯周−歯内病変に対してSRPを行うべきかどうか迷わないために、歯周−歯内病変の分類としてSimonらの分類[1]を提示し、早期にSRPを行って罹患したセメント質と歯根膜線維を破壊してはならない症例を供覧します。

また、歯周−歯内病変を正しく判断するために必要な診査や、歯内治療を先に行うべきか、あるいはSRPと歯内治療を同時に行うべきかの判断基準を日本歯周病学会『歯周治療のガイドライン2022』[2]をもとに解説します。筆者は、これらを理解したうえで歯科医師と連携して歯周基本治療を行います。

歯周−歯内病変が疑われるケース[2]

深い歯周ポケットに近接する歯根面の象牙細管、副根管、側枝（髄管）、根尖孔を介して歯髄に感染が波及している場合、歯周−歯内病変を疑います。副根管は、根尖部（根尖から2〜3mm）で非常に多くみられることから、歯周ポケットが深くなればなるほど、歯周−歯内病変の発症の可能性が高くなります。

また、上行性歯髄炎は、歯冠や歯根面のう蝕が原因ではなく、根尖孔または副根管を介して歯髄炎が生じた場合に起こります。

歯周−歯内病変の診査[2]

筆者が歯周−歯内病変を判断する際に行う診査を以下に挙げます。また、**表1**にはその診方と判断のポイントをまとめました。

①X線画像

X線画像により、歯根膜腔の拡大や骨縁下欠損が、根尖部付近に及んでいないかを確認します。加えて、歯根あるいは根管の形態と数を把握します。とくにコーンビームCTは、骨欠損の範囲だけではなく根管との関係についても的確に把握できる可能性があり、有効な検査法です。

②プロービングデプス（ポケット底部の位置）

プロービングデプスが根尖部、または根尖部付近に到達しているかを診ます。ただし、プロービングでポケット底部の位置を確認できず、SRP時に歯石が除去さ

表❶ 歯周−歯内病変において、歯髄の生死を診査するポイント（参考文献[2]より引用改変）。複数の診査を行い、総合的に診て歯髄にまで感染が及んでいる可能性を疑うことが重要

診査方法／何を診るか	診方のポイント	失活歯か生活歯かの判断
①X線画像	根管治療の痕跡がなければ生活歯を疑う	生活歯の可能性を疑う場合は×
②プロービングデプス（ポケット底部の位置）	プロービングデプスが根尖部まで到達しているかを確認	△
③歯髄の生死 電気歯髄診断器*、温度診、切削診を併用	X線画像から生活歯の可能性を確認した後に実施する	△
④サイナストラクト	根尖付近にも波及しているか確認	△
⑤疼痛の種類	疼痛の種類を確認し、拍動性自発痛（歯髄炎の症状）を経験しているか確認	△
⑥咬合状態	強い衝撃の可能性があるかどうか確認	△

＊電気歯髄診断器はペースメーカー禁忌

れて初めて、深い歯周ポケットを認めることもあります。プロービングで歯周ポケットが根尖部まで到達していたら、歯周−歯内病変であることを疑います。副根管は、根尖部（根尖から2〜3mm）で非常に多くみられるため、根尖部付近も注意して確認しましょう。

③歯髄の生死

X線画像により生活歯か失活歯かを確認します。根管治療の痕跡がなければ、生活歯の可能性を疑って電気歯髄診断器を使用します。本診断はペースメーカー禁忌のため、事前に既往を確認してください。また、温度診と切削診の併用が必要な場合もあります。これらの診査を行い、生活歯の反応があった場合でも、正常であるかどうかの判断は難しいため、判断材料の1つとして考えましょう。

④サイナストラクト

根尖部付近にも歯肉の炎症が波及しているか確認します。

⑤疼痛の種類

疼痛の時期は最近か、あるいは時間が経っているか、激しいか、緩慢かの度合いや、疼痛が一過性か、継続的か、どのくらい続いたか、または自発痛か、冷温の刺激により変化があるかなど詳しく聴き取り、拍動性自発痛があるかを確認し、歯髄炎であるかどうかを検討します。

⑥咬合状態

咬合性外傷、早期接触、干渉の有無、夜間のブラキシズム、TCH（Tooth Contacting Habit）の影響の度合いなど、力の問題も診ます。

034　Chapter 2　SRP実施前の注意事項

⑦歯根破折、⑧セメント質剝離の有無

この２つの有無により、治療方針が変わるため、見落とさないように注意します。

①〜⑧の診査を行い、それらの結果を総合的に診て、"歯髄にまで感染が及んでいる可能性を疑う"ことが重要です。

歯周－歯内病変のSimonらの分類と対応 [2,3]

１．クラスⅠ（歯内病変由来型）：歯内治療を行う

X線画像からは、進行した歯周炎の骨吸収像を示しますが、歯髄の炎症や壊死による排膿路が骨吸収の原因である場合です。歯髄は失活しているため、歯内治療を行います。

２．クラスⅡ（歯周病変由来型）：歯内治療と歯周基本治療の併用

X線画像とプロービングによる診査を先に行います。歯周炎（歯肉縁下歯石による凹凸を認める）による重度の骨吸収が存在し、歯周ポケットを経由して、副根管または根尖孔から歯髄が感染している場合は、歯髄が生活歯であるケースが多いです。多（複）根歯の場合、一根のみが失活していることもあるので、十分に注意します。

不可逆性の歯髄炎（上行性歯髄炎）が疑われる場合や歯根の一部が失活している場合には、抜髄し、根管治療を行います。単根歯では、無症状でも歯髄壊死や歯髄壊疽を惹起している場合があります。大臼歯部では、ヘミセクションなどの歯根切除で対応することも多いです。

３．クラスⅢ（歯周－歯内病変複合型）：まず歯内治療を行い、歯周基本治療を併用

根尖性歯周炎による根尖周囲の骨吸収と、歯周炎による骨吸収とが連絡し、合併した病変のことをいいます。歯髄は失活しているため、まずは歯内治療を行い、歯周基本治療を併用します。

これらの分類をもとに、筆者が日ごろ行っている対応をまとめました（図１）。

【症例】クラスⅠ（歯内病変由来型）で、歯内治療のみで改善した

患者：42歳、女性。会社員

喫煙歴：なし

口腔内状況：2017年２月、SPT継続中の患者が、<u>6</u>|の咬合痛を主訴に緊急来院した。デンタルX線写真から、<u>6</u>|口蓋根にわずかに透過像が認められた。また、<u>6</u>|近心根の歯槽硬線の肥厚（力が近心に圧迫されたために起こる反応）、遠心根の歯頸部付近に歯根膜腔の拡大が認められた。とくに緊急の問題はなかったため、TCHの指導を行い、経過観察となった（図２ａ）。

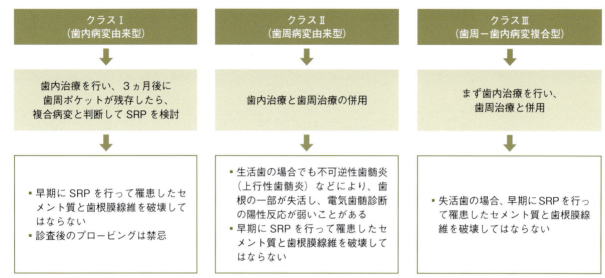

図❶ 歯周-歯内病変のSimonらの分類と、筆者が日ごろ行っている対応のポイント（参考文献[2]）より引用改変）

1．SPT時（2017年5月）

6]はしばらく症状が消失していましたが、経過観察中の遠心面のう蝕が進行傾向にあったため、プラークコントロールとシュガーコントロールの必要性を説明しました。

2．急性炎症時（2017年11月）

SPT時に急性炎症を認め、患者さんに聴き取りを行ったところ、来院の2ヵ月前に腫脹を繰り返していたとのことでした。6]の頰側にPPD（Probing Pocket Depth）12㎜、発赤、腫脹、出血、排膿が認められました。歯石が触知されず、深い歯周ポケットが突然形成されたため、排膿路であると疑いました。さらに、根分岐部病変Ⅱ度、多量のプラーク付着とくいしばりの自覚、フレミタスを認めました。そのため、TBI（Tooth Brushing Instruction）と咬合調整を行いました。

それから10日後、6]頰側中央根分岐部病変の排膿路と疑ったPPD12㎜の歯周ポケットにメインポイントを挿入し、デンタルX線写真を撮影しました。デンタルX線写真からは、進行した歯周炎の骨吸収像を示す透過像が根尖部付近まで及び、近遠心に歯根膜腔の拡大、近心の歯槽硬線の肥厚が認められました（図2b）。

突如形成された根尖部に及ぶPPD12㎜の歯周ポケットは、根尖孔からの排膿路を求めたために生じており、歯石がまったく触知できなかったことと併せて、本症例はクラスⅠ（歯内病変由来型）であると判断しました。口蓋根のみが悪臭を伴って失活していたため、頰側近遠心根の抜髄を行い、3根管の歯内治療を進めました。本症例では、早期にSRPを行って罹患したセメント質と歯根膜線維を破壊しては

【症例】

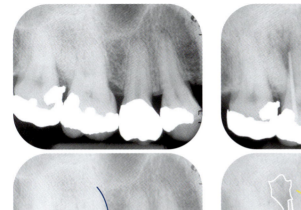
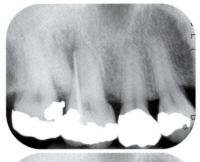
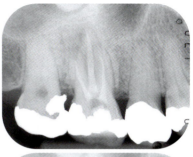
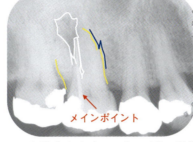
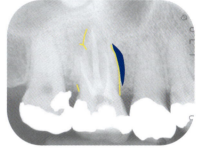

a：緊急来院時（2017年2月）。6|頬側に PPD 1 mm、BOP（－）、口蓋根にわずかに透過像が認められた

b：急性炎症時（2017年11月）。頬側 PPD 12 mm、出血（＋）、排膿（＋）。排膿路と疑った歯周ポケットにメインポイントを挿入してX線撮影を行い、排膿路がどこまで形成されたかを確認したところ、根尖付近まで到達しているのがわかった

c：歯内治療後（2018年1月）。頬側PPD 1 mmに改善

図❷　42歳、女性。上が右側上顎臼歯部デンタルX線写真。下にはデンタルX線写真の読影ポイントを示す。青線：歯槽硬線の肥厚、黄線：歯根膜腔の拡大、白線：透過像（写真は村松歯科・村松利安先生のご厚意による）

ならないため、プロービングも禁忌としました（該当歯6|：図2）。

3．歯内治療後（2018年1月）

　歯内治療後3ヵ月、6|の頬側はPPD 1 mmに改善しました。治療中は、プロービングとSRPは一切行わず、3ヵ月以内に歯内治療のみで改善したことから、本症例はクラスⅠ（歯内病変由来型）であると断定しました（図2 c）。

歯周−歯内病変が疑われる場合の対応のポイント

　歯周−歯内病変が疑われてもSimonらの分類[1]に当てはまらない場合、予後不安・不良の失活歯では、プラークコントロールの改善によるアタッチメントレベルの維持が必要不可欠と考えます。よって、先に歯周基本治療を行い、再評価時に予測以上に改善して保存の可能性が認められたら、歯内治療を検討します。無症状の生活歯の場合は、歯周基本治療のみを行います（図3）。

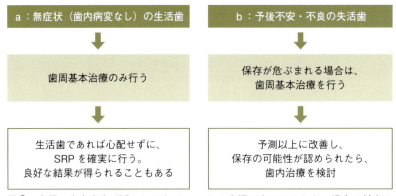

図❸ 歯周−歯内病変が疑われても Simon らの分類に当てはまらない場合の対応のポイント

【症例】クラスⅡ（歯周病変由来型）およびクラスⅢ（歯周−歯内病変複合型）

患者：48歳、女性

初診：2015年10月（図4）

喫煙歴：なし

主訴：歯ぐきが腫れた、歯周病を治したい。他院では、歯周炎により抜歯する必要があるかもしれないと言われたので、全部診てほしい

1．クラスⅡを疑ったが、無症状（歯内病変なし）の生活歯 4 7 への対応

　デンタルX線写真より、近心の根尖付近に及ぶ骨欠損の透過像が認められました（図4b）。歯周基本治療開始時にクラスⅡを疑い、プローブによる根面の探知を行ったところ、歯肉縁下歯石による凹凸を認め、歯周炎による重度の骨吸収の存在がわかりました。歯周ポケットを経由し、副根管または根尖孔から歯髄が感染した可能性を疑いましたが、生活歯で無症状（過去に自発痛などの歯髄炎による痛みもない）のため、歯周基本治療を優先しました（図3a）。

2．クラスⅢの 7 への対応

　根尖性歯周炎による根尖周囲の骨吸収と歯周炎による骨吸収が連絡し、合併した病変が存在していました。歯髄は失活していたため、まずは歯内治療を行い、歯周基本治療を並行しました（**図5**、図1：クラスⅢ［歯周−歯内病変複合型］参照）。

3． 6 および 6 （急性炎症後）への対応

　本来なら 7 のように先に歯内治療を行うべきでしたが、根尖に及ぶ著しい骨縁下欠損と動揺、 6 にはⅢ度、 6 にはⅡ度の根分岐部病変が認められ、さらに 6 には急性炎症もみられたため、どちらも予後不安歯と予測しました。まずは歯周基本治療を優先してどこまで改善するかを再評価後に判断し、改善が認められて保存できそ

【症例】

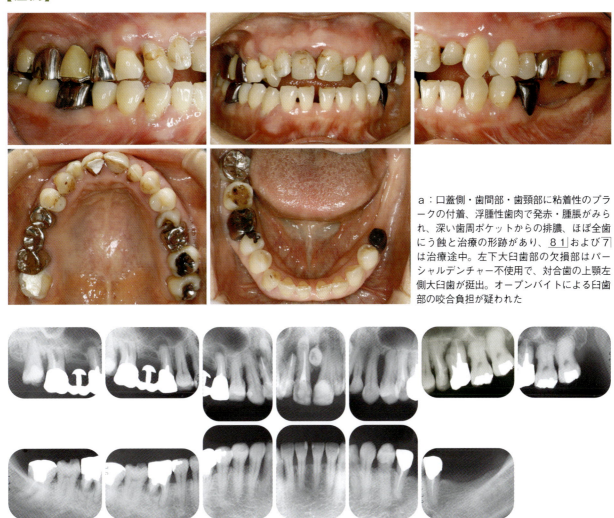

a：口蓋側・歯間部・歯頸部に粘着性のプラークの付着、浮腫性歯肉で発赤・腫脹がみられ、深い歯周ポケットからの排膿、ほぼ全歯にう蝕と治療の形跡があり、8 1|および|7 は治療途中。左下大臼歯部の欠損部はパーシャルデンチャー不使用で、対合歯の上顎左側大臼歯が挺出。オープンバイトによる臼歯部の咬合負担が疑われた

b：上顎の歯槽頂部歯槽硬線は不明瞭、7 4 3|3 4 6 7 8 の近遠心に歯根長2/3以上の著しい骨縁下欠損、8 5 2|に根尖病変、7|6 7 8 および|6 に根分岐部病変、7|4 6 7 根尖部付近に及ぶ透過像、|6 の近心根に歯根膜腔の拡大と根尖部の透過像、7 5|7 に不適合補綴物が認められた。1|1 の間は CT で確認後、過剰歯が認められた

c：PPD（Probing Pocket Depth）6mm以上の割合は10％、BOP（Bleeding On Probing）は34％であった。赤字：出血、⬜：排膿、*（　）内：ペリオテスト値（1～50）。おおよそ1桁台が Miller の分類の生理的動揺度に値し、10台が1度、20台が1～2度、30台が2度、40台以上が3度に相当する

図❹a～c　48歳、女性。初診時（2015年10月）の口腔内写真、デンタルX線写真および歯周組織検査表。口腔内写真は患者による来院前の歯磨き後で、頬側は一見きれいに見える

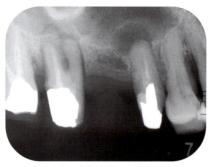 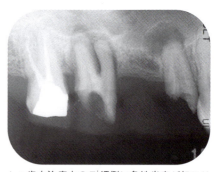

a：SRPせずに歯内治療のみを行った（2016年6月）　　b：歯内治療中の7┃頬側に急性炎症が起こり、急遽SRPを実施（同年7月）

図❺a、b　7┃は歯内治療を優先していたが、急性炎症により急遽SRPを行った。その後、近遠心頬側根分岐部にPPD 8〜11mmがみられ、骨欠損が急速に進行したような透過像が認められた

うなら、歯内治療を検討します（図3b）。

4．その後の経過

1）再評価以降

　歯周基本治療により、歯肉は健康なピンク色に、|4 7|は歯周基本治療のみで根尖部の骨欠損に改善がみられました（**図6**）。

　|7┃は、2016年8月に再SRPを行いましたが、根分岐部病変部の垂直的なPPD（Probing Pocket Depth）11mmが残存していました。また、歯内治療により口蓋根根管が閉鎖していたため、歯周外科治療として再植と同時に歯周組織再生療法（エムドゲイン）を行うこととしました。

　|6は、歯周基本治療のみで根尖部の骨欠損に改善がみられましたが、口蓋側近心にPPD 8mmが残存しました。2018年8月に歯内治療を始めましたが、PPD 8mmは残存したままプラークコントロールを徹底し、歯周炎の進行は抑制できました。

　|6は歯周基本治療中に急性炎症を繰り返していたので、根分岐部病変部の歯石を除去したところ、骨欠損が急速に進行したような透過像が認められ、SRP後にクラスⅡを疑いました。さらに、再評価時（2016年9月）にはPPD 6mmが残存しており、MTM（Minor Tooth Movement）によるエクストルージョン（矯正的挺出）を行いました。また、歯内治療で遠心舌側根根管が閉鎖して破折線が疑われていたため、2017年4月に歯周外科治療として、再植と同時に歯周組織再生療法（エムドゲイン）を行いました。その後、遠心舌側根が予後不良であったため、2018年3月に歯根分割抜去法により抜根し、SPT移行時には骨の再生が認められました。

2）SPT時

　歯周－歯内病変の治療を中心に行い、2022年3月にはSPTに移行し、初診から

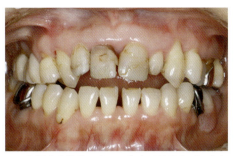

a：歯周基本治療により、歯肉は健康なピンク色に改善した

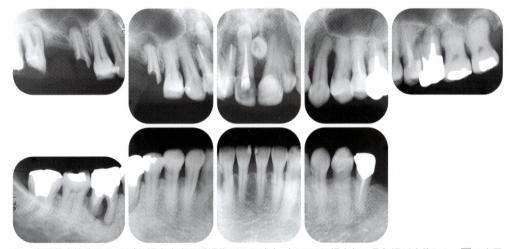

b：歯周基本治療のみで 2| の根尖病変の透過像がやや減少、|4 6 7 は根尖部の骨欠損が改善した。6| は歯周基本治療中に急性炎症を繰り返し、根分岐部病変部の歯石を除去したところ、骨欠損が急速に進行したような透過像が認められ、SRP後にクラスⅡを疑った

動揺度	M1 (21)	M1 (20)		M1 (11)	M1 (14)	M1 (18)	M0 (09)	M1 (12)	M1 (15)	M1 (13)	M2 (28)	M1 (17)	M0 (06)	M1 (22)	M1 (23)	M2 (33)
根分岐部病変		Ⅲ Ⅱ Ⅲ												Ⅲ	Ⅲ	Ⅲ
PPD	2 2 2	4 2 2		2 2 2	2 2 2	2 2 2	2 2 2	2 2 2	2 2 2	2 2 2	3 2 2	2 2 2	2 1 2	3 2 1	2 2 2	2 2 4
	2 2 2	1 1 2 1 1		2 2 2	2 2 2	2 2 3	3 2 2	2 2 2	2 2 2	2 2 2	3 2 2	2 2 2	2 2 3	8 2 3	2 2 3	2 2 3
	8	7		6	5	4	3	2	1	1	2	3	4	5	6	7	8
PPD	3 2 2 2 2	6 2 6	2 2 2	2 2 2	2 2 2	2 2 2	2 1 2	2 1 2	2 1 2	2 1 2	2 1 2	2 1 2	2 1 2			
	2 1 2 2 1 2	5 2	2 1 2	2 1 2	2 1 2	2 2 1	2 2 1	2 1 2	2 1 2	2 1 2	2 2 1	2 1 2	2 1 2			
根分岐部病変		Ⅲ Ⅲ														

c：6| は口蓋側近心に PPD 8㎜、|6 は PPD 6㎜が残存している。歯周組織検査の結果から、智歯以外の PPD 6㎜以上の割合が3.3％（初診より－6.7％）、BOP（＋）が6.6％（初診より－27.4％）に改善した

図❻a〜c　再評価時（2016年9月）の口腔内写真、デンタルＸ線写真および歯周組織検査表

　約6年半経過しました（**図7**）。歯周－歯内病変を抱える歯は、基本的に予後不安な歯が多いため、治療中に悪化することがよくあります。治療に時間を要することが多く、本症例では急性炎症による著しい骨欠損の進行により、再評価時に治療計画を修正することもありました。

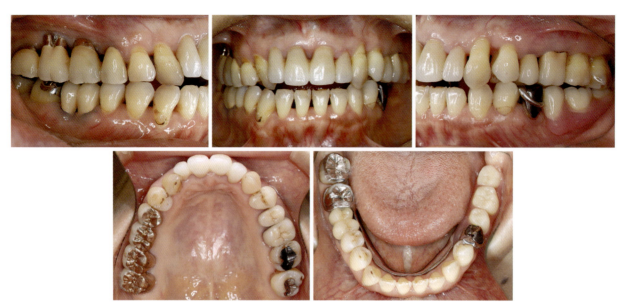

a：患者さんの熱心なセルフケアの継続によって歯肉は引き締まり、健康なピンク色に改善した

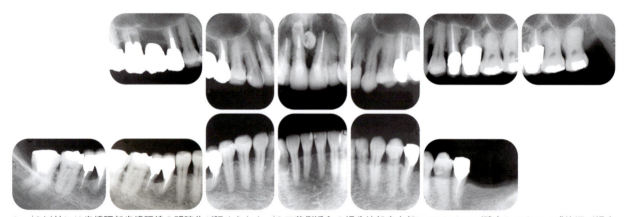

b：6以外には歯槽頂部歯槽硬線の明瞭化が認められた。6口蓋側近心の根分岐部病変部にPPD 9mmが残存しており、感染源が根尖と根分岐部内に疑われるため、今後は確認のために歯周外科治療を行う予定
図❼a、b　SPT時（2022年5月）の口腔内写真およびデンタルX線写真

　しかし、患者さんの熱心なセルフケアの継続により（図8）、6以外の歯周組織は改善し、安定の指標である歯槽頂部歯槽硬線の明瞭化が認められ、歯槽骨の連続性が得られました。

　本症例のように、歯周−歯内病変に早期のSRPを行うかどうかの判断基準を知っていれば、適切な治療ができ、歯を長く保存できることがあります。歯科衛生士が知識をもって歯周−歯内病変を疑う目を養うことは、つねに患者さんの歯周組織を扱う私たちにとって、とても重要です。

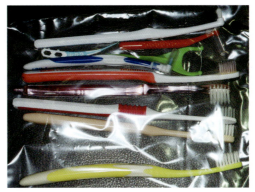

図❽ 患者が率先して使用している歯ブラシ（2022年3月）。セルフケアは1日3回、朝昼数分、夜は15分、極細毛と普通毛を気分で使い分け、磨きムラが出ないようにしている

歯周-歯内病変の診査POINT

①過去の疼痛が歯髄炎症状か
②ポケット底部の位置、つまり根尖部付近に炎症が波及しているか
③歯髄は失活歯か、反応の弱い生活歯か

【参考文献】
1）Simon JH, Glick DH, Frank AL: The relationship of endodontic-periodontic lesions. J Periodontol, 43(4): 202-208, 1972.
2）日本歯周病学会（編）：歯周治療のガイドライン2022．医歯薬出版，東京，2022：65.
3）斎田寛之（編著）：臨床に活かす！ デンタルX線写真 撮る・読む・診るを極める．クインテッセンス出版，東京，2021：124-127.

SRP 03 【 歯周ポケット内イリゲーション（洗浄）の優先度は？ 】

　筆者は数十年前まで、プラークコントロールが改善せず炎症を繰り返す歯周ポケットに対し、1～3ヵ月ごとのSPT（Supportive Periodontal Therapy）のたびに、歯周ポケット内イリゲーション（洗浄）［以下、イリゲーション］を行っていました。しかし、いくらイリゲーションを行って一時的によくなっても、プラークコントロールが不良であれば結局炎症は改善せず、いつもがっかりしていました。

　本項では、同じような経験のある歯科衛生士から必ずといってよいほど質問がある「イリゲーションの効果・優先度・適応症」について、日本歯周病学会『歯周治療のガイドライン2022』[1]をもとに解説します。

イリゲーションよりも優先すべきこと

　歯周治療のガイドラインでは、「Probing Pocket Depth（PPD）4mm以上の歯周ポケットに対し、歯肉縁下のプラークコントロールを併用する」[1]とされています。このとき、"歯肉縁下のプラークコントロール" = "イリゲーション" と解釈しがちですが、優先すべきは、歯肉縁下のプラークコントロールの効果を持続させるうえで必要不可欠である、患者さんのセルフケアが主体となる歯肉縁上のプラークコントロールです。また、歯肉縁上のプラークコントロールで歯肉縁下のプラークが増えないことは、猿による実験でも証明されています[2]。

イリゲーションの効果

　歯周治療のガイドラインでは、イリゲーションについて、「シリンジなどにより歯周ポケット内を薬液で洗浄する。歯周ポケット内洗浄法に使用可能な薬剤としては、ポビドンヨード、ベンゼトニウム塩化物、オキシドール、アクリノールなどがある。スケーリング・ルートプレーニングに併用することで臨床的効果が認められるが、歯周ポケット内洗浄のみでは臨床的効果は限定的である」[1]としています（表1）。

抗菌薬の歯周ポケット内投与[1]

　歯肉縁下のプラークコントロールとして、歯周ポケット内に投与する薬剤についても、歯周治療のガイドラインで確認しておきます。薬剤としては、テトラサイク

044　Chapter 2　SRP実施前の注意事項

表❶ 診断分類からの歯周基本治療の選択（参考文献[1]より引用改変）。●：必須あるいは推奨される処置、▲：必要に応じて行われる処置

診断分類				プラーク性歯肉炎	慢性歯周炎（軽度）	慢性歯周炎（重度）	侵襲性歯周炎
全身管理*（医科連携）				▲	▲	●	●
機械的プラークコントロール	歯肉縁上（ブラッシング、スケーリング）			●	●	●	●
	歯肉縁下（スケーリング・ルートプレーニング）			▲	●	●	●
化学的プラークコントロール	歯肉縁上	殺菌・消毒薬の応用	洗口法	▲	▲	●	●
	歯肉縁下	殺菌・消毒薬の応用	歯周ポケット内洗浄	▲	▲	●	●
		抗菌療法	歯周ポケット内投与（LDDS）	―	▲	▲	▲
			経口投与	―	―	▲	▲

＊全身性疾患の管理、心理・社会的ストレス改善、栄養食生活の改善、禁煙指導

リン系抗菌薬徐放性軟膏があり、その適応例は4つあります。

①歯周膿瘍（歯周炎の急性発作）

②易感染性疾患（糖尿病を含む）を有する歯周炎患者

③中等度以上の歯周炎におけるSRPとの併用

④歯周基本治療後に改善がみられなかった歯周ポケット

　上記の①～④に対し、ガイドラインでは1～2週間に1回、3～4回連続投与とありますが、漫然とした薬物の投与は菌交代現象や薬剤耐性の問題があり、とくにSPT期に抗菌薬を繰り返し投与する妥当性は得られていないとされています。

　筆者は前述の4つの適応例において、歯肉縁下歯石を触知できた場合、必要かつ可能であれば手用スケーラーと超音波スケーラーを併用したSRPを行います。また、進行した根分岐部病変、複雑または深い骨縁下ポケットに対しては、歯周外科治療を歯科医師と検討します。その後、炎症が改善しても歯周ポケットが残存した場合、SPT時に超音波スケーラーのペリオモードで水、あるいはタンク式超音波スケーラーで洗口剤の低濃度0.05%※グルコン酸クロルヘキシジン水溶液（有効性は低いが、欧米では濃度0.2%で効果が認められている）[4]および微酸性電解水（微酸性次亜塩素酸水）を使用してイリゲーションを行っています。

　その結果、歯槽頂部歯槽硬線の明瞭化などの改善が認められるのは、イリゲー

※グルコン酸クロルヘキシジン水溶液は、アメリカやヨーロッパでは0.12%または0.2%で販売されているが、①着色、②味覚障害、③粘膜剝離、④歯石形成増、⑤アナフィラキシーショックの副作用が認められるため、わが国では0.05%に規制されている[3]

表❷　SPT 時に歯肉縁下歯石（−）の場合、筆者が行う根分岐部病変への対応とそれぞれの優先度

	モチベーションアップ	TBI	イリゲーション
歯肉縁上プラーク（＋） 辺縁歯肉の炎症（＋）	◎	◎	△
歯肉縁上プラーク（−） 辺縁歯肉の炎症（＋）	◎ 直前磨きにより、 ブラッシングの効果と 重要性に気づいてもらう	○	△
歯肉縁上プラーク（＋） 辺縁歯肉の炎症（−）	○ ブラッシングを 継続できているが、 たまたま磨けて いなかったのかを確認	○	○
歯肉縁上プラーク（−） 辺縁歯肉の炎症（−） 歯肉縁下の炎症（＋）	○ モチベーションの 維持を目指す	△ 口頭でブラッシング 状況を確認し、 できていることを伝える	◎
歯肉縁上プラーク（−） 辺縁歯肉の炎症（−） 歯肉縁下の炎症（−）	◎ モチベーションの 維持を目指す	△ 口頭でブラッシング 状況を確認し、 できていることを伝える	△

◎：最優先で行う、○：優先して行う、△：◎および○を行った後、必要に応じて行う

ションだけではなく、セルフケアによる歯肉縁上のプラークコントロール、手用ス
ケーラーおよび超音波スケーラーを併用した再 SRP が奏効した証拠に他なりません。

根分岐部病変におけるイリゲーションの優先度

　SPT 時に歯肉縁下歯石の付着が認められない場合、筆者が行っている根分岐部
病変への対応とそれぞれの優先度を**表2**にまとめました。
　また、**図1〜6**は、筆者がお勧めする根分岐部用の超音波スケーラーチップです。

イリゲーションは必ずしも必要ではない

　イリゲーションを行わなくても、患者さんのモチベーションアップや TBI（Tooth
Brushing Instruction）の効果で、数ヵ月後に歯周ポケットが浅くなって炎症が改
善したケースを、みなさんも経験したことがあると思います。
　もちろん、歯肉縁上にプラークが付着していても、イリゲーションを行っただけ
で歯周ポケットに改善が認められたという報告も多数あります。しかし、そのよう
な場合、イリゲーションの実施間隔が週に１〜３回など高頻度であることが多く、
一般的な数ヵ月ごとの SPT 時のイリゲーションでは、同様な改善は望めないと考

046　　Chapter 2　SRP実施前の注意事項

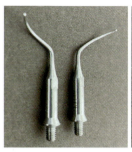
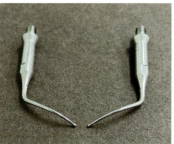

図❶ 筆者お勧めの超音波スケーラーチップ。ST41C-R（右曲がり）、ST41C-L（左曲がり）［いずれも長田電機工業］

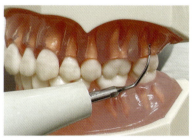

図❷ 大臼歯部頬側根分岐部頂点の側面に挿入可能

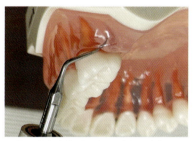

図❸ 大臼歯部遠心根分岐部頂点側面に、頬側より挿入可能

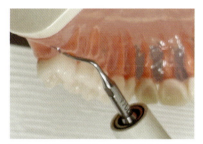

図❹ 大臼歯部遠心根分岐部頂点側面に、口蓋側より挿入可能

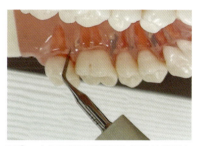

図❺ 大臼歯部口蓋側近心根分岐部頂点の側面に挿入可能

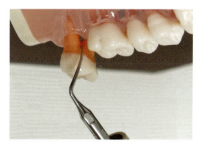

図❻ 先端が球状のため、根面を傷つけにくく、スムーズに動かせる

えます。

　したがって、イリゲーションは必ずしも必要ではないことを理解したうえで実施しましょう。筆者は、4mm以上の残存歯周ポケットや根分岐部病変、根面溝に再付着したプラークにはイリゲーション、歯石の除去が必要な場合はSRPを、SPTでの来院ごとに手用スケーラーおよび超音波スケーラーで歯根面を傷つけないように注意しながら行っています。

【参考文献】
1）日本歯周病学会（編）：歯周治療のガイドライン2022．医歯薬出版，東京，2022：45-47．
2）下野正基：下野先生に聞いてみた［1］．ペリオ・インプラントの疑問に答える，指針がわかる．クインテッセンス，東京，2017：22-23．
3）刑部 敦，大久保 憲：わが国におけるクロルヘキシジングルコン酸塩によるアナフィラキシー発生についての文献的考察．日本環境感染学会誌，30(2)：127-134，2015．
4）加藤 熈：新版 最新歯周病学．医歯薬出版，東京，2011．

歯周ポケット内イリゲーション（洗浄）のタイミングと適応症例の経過

SRP 04

　本項では、「歯周ポケット内イリゲーション（洗浄）のタイミングと適応症例の経過」を解説します。咬合性外傷を伴う上顎大臼歯部にⅢ度の根分岐部病変が進行したものの、長期に安定している症例です。

【症例】咬合性外傷を伴う上顎大臼歯部にⅢ度の根分岐部病変が進行[1]

患者：54歳、男性。会社員

初診：2008年5月（図1）

性格：まじめ

喫煙歴：非喫煙者

主訴：歯肉からの出血

1．デンタルX線写真から読み取る

　54歳という年齢で、7 6|7 にⅢ度の根分岐部病変および骨縁下欠損、歯肉縁下歯石の付着、|5 には根尖病変が認められ、歯槽頂部歯槽硬線はほぼ不明瞭でした（図2）。また、過蓋咬合により臼歯部にかかる咬合力が大きいため、力の影響が疑われました。動揺歯には歯根膜腔の拡大が認められ、7 6|4〜7 は咬合性外傷（Chapter 6 参照）と診断されました。

2．歯周組織検査表から「炎症型」か「咬合型」かを診る

　Chapter 6 では、池田雅彦先生が提唱する"プロービングチャートから深い歯周ポケットが存在する位置により、炎症型か咬合型かを診査する方法"[2]を紹介します。それを参考に本症例を診ると、深い歯周ポケットが頬舌側面や根分岐部病変にみられ、とくに後者が口蓋側面に認められるため、咬合型と考えます。とくに、根分岐部病変を抱える上顎大臼歯部は、歯周炎を改善するのに時間と努力を傾注してもよい結果を得にくく、近い将来に歯を失う可能性が高いと考えました。

3．治療計画

　歯周基本治療を進めながら、|5 には歯内治療を行い、臼歯部への咬合力と干渉の負担が与える歯周組織への影響を軽減するためのバイトプレートを作製し、力の問題を観察することにしました（図3）。また、来院のたびに大臼歯の炎症と力の状態を確認し、コントロールする必要があると考えました。上顎大臼歯部には根分岐部病変があるため、歯周外科治療が必要で、連結補綴を検討しましたが、いずれは

【症例】

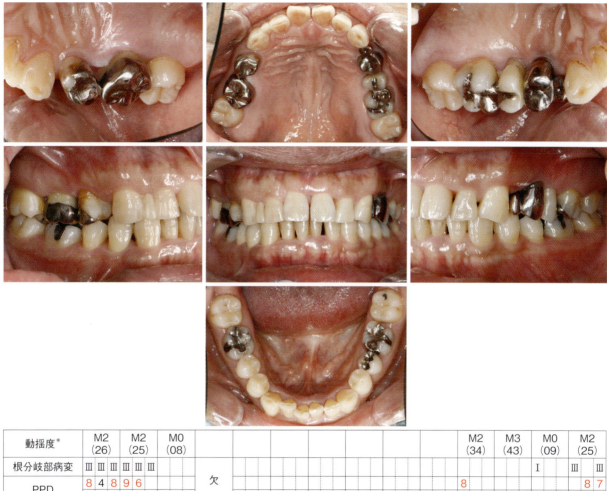

図❶　54歳、男性。初診時（2008年5月）の口腔内写真および歯周組織検査表。PPD（Probing Pocket Depth）3㎜以下は省略。赤字：出血、＊（　）内：ペリオテスト値（1〜50）。おおよそ1桁台がMillerの分類の生理的動揺度に値し、10台が1度、20台が1〜2度、30台が2度、40台以上が3度に相当する。54歳という年齢で7 6|7に Ⅲ度の根分岐部病変が認められた

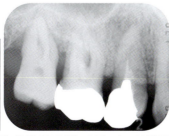
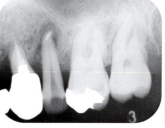

図❷　歯周基本治療開始時（2008年7月）のデンタルＸ線写真

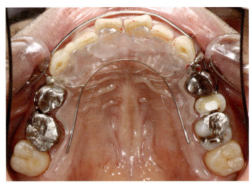

図❸ バイトプレート装着時（2008年7月）の咬合面観。上顎左右臼歯部の著しい動揺により弱体化した咬合支持を回復させるために装着

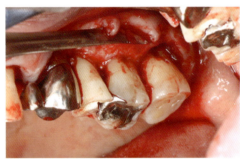 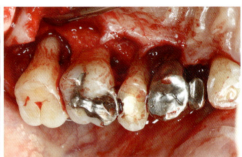

図❹ |4〜7の歯周外科治療時（2008年10月）。歯周外科治療時の骨欠損は、デンタルX線写真で確認できた口蓋側の骨欠損量より多く、実際には歯根長の2/3以上の骨縁下欠損が認められた

抜歯して義歯になる可能性を説明しました。小臼歯部には歯科矯正治療を計画しました。

4．歯周基本治療

　セルフケアは1日2回、朝晩10分間、歯ブラシと歯間ブラシを熱心に使用していましたが、口蓋側や、根分岐部病変の入口付近、最後臼歯遠心などの磨きにくい部位にプラークの付着が認められました。患者さんは、最初からセルフケアへの意識が高く、習慣化されていたので、TBI（Tooth Brushing Instruction）を受けた後のプラークコントロールは順調に改善していきました。

　また、バイトプレートで力の問題を観察したところ、大臼歯に著しい干渉を認めたため、来院のたびに動揺度を確認しながら、咬頭嵌合位を維持した咬合調整、TCH（Tooth Contacting Habit）の説明と指導を行いました。再評価の結果、SRPでは根分岐部病変部への器具の到達は難しいと判断し、残存歯周ポケットが認められた7 6|4〜7に再生療法（エムドゲイン）と歯周外科治療を行いました（図4）。

5．イリゲーションのタイミング

　筆者はイリゲーションを、スケーリングやルートプレーニングと併用する場合と、再SRP直後・歯周外科治療後3ヵ月以降・再評価後・SPT時に残存歯周ポケット

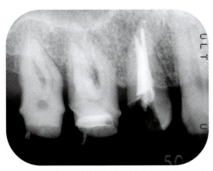
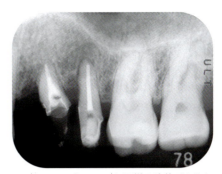

a：7 6 5では歯根膜腔の拡大が消失し、歯槽硬線がわずかに認められた

b：4〜7にも7 6 5と同様の改善がみられ、5は根管治療により根尖病変は消失した

図❺a、b　歯周外科治療後（2009年5月）のデンタルX線写真

動揺度		M1(20)		M1(15)																					M0(07)	M1(15)	
根分岐部病変		Ⅲ	Ⅲ	Ⅲ	Ⅲ	Ⅲ	Ⅲ			欠															I	Ⅲ	Ⅲ
PPD		7	4																							4	4
		5		6	4	4	5										4		4		4				6	4	8
	7			6		5		4		3		2		1		1		2		3		4		5	6		7
PPD			4												5										4		4
																											4

図❻　再評価時（2009年6月）の歯周組織検査表。PPD 6mm以上の割合が2.4%（初診より−15.5%）に改善した

がある場合に行っています（Chapter 2-03 表2 ［P.46］参照）。

1）歯肉縁上のプラークコントロールは、患者さんの担当

　歯周外科治療後、再評価を行い（図5、6）、ここから筆者が担当を引き継ぎました。咬合支持を得るために5の捻転歯に対して部分矯正を行いました（図7）。依然として、口蓋側や根分岐部病変の入口付近、最後臼歯遠心などの磨きにくい部位にプラークの付着、残存歯周ポケットが認められました。リスク部位を患者さんと共有し、TBIでは、口蓋側の歯ブラシの当て方を確認しました。歯周外科治療により歯肉が退縮したため、歯ブラシでは届きにくい根分岐部病変の入口付近には、ワンタフトブラシを歯面に直角に当てるように練習しました（図8、9）。そのうえで、「歯肉縁上のプラークコントロールの徹底は、患者さんの重要な役割です」と伝えました。

2）歯肉縁下のプラークコントロールは、歯科衛生士の担当

　歯肉縁下のプラークコントロールは、歯科衛生士の担当として行います。患者さんによるセルフケアでは除去できないポケット底部や複雑な根面形態部位、根分岐部病変部の歯根面に付着および浮遊しているプラークを、筆者お勧めのペリオ用超音波スケーラーチップ ST41C-R、ST41C-L（いずれも長田電機工業）を使用し、ペリオモードでイリゲーションを行いました。歯石沈着が認められた場合は、SRP

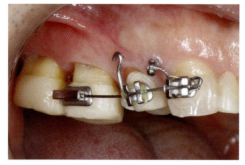
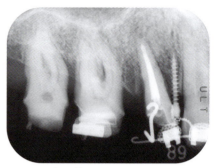

a：2009年12月　　　　　　　　　　b：2010年2月

図❼ a、b　歯周外科治療後の口腔内写真およびデンタルX線写真。咬合支持を得るために5|捻転歯に対し部分矯正を行った

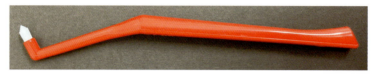

図❽　TBIで使用したワンタフトブラシ。プラウト（オーラルケア）

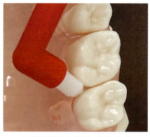
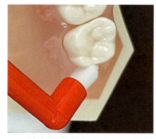
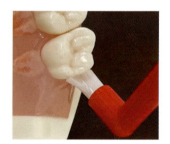

a：口蓋側近心根分岐部病変　　b：遠心根分岐部病変に口蓋側から毛先を挿入　　c：遠心根分岐部病変に咬合面から挿入

図❾ a〜c　根分岐部病変の入口付近へのワンタフトブラシの当て方。毛先は歯面に向けて歯肉に刺さない。各部位を小刻みに30回振動させる

モードでSRPを行いますが、本症例ではプラークコントロールが維持でき、1回もキャンセルがなかったため、歯石の再沈着が認められることはありませんでした。

6. SPTに移行

2011年1月（**図10**）、7|7に残存した歯周ポケットは約1mm程度減少し、デンタルX線写真から歯槽頂部歯槽硬線の明瞭化も認められました。患者さんがまじめな性格であったことに加え、治療への関心と歯科衛生士への信頼が深まり、実施状況に波はあるものの、術者の提案どおりにブラッシングによる歯肉縁上のプラークコントロールを継続されたことを、SPTの来院ごとに確認できました。

イリゲーションよりも優先すべきことは？

PPD 4mm以上の歯周ポケットに対して優先すべきことは、患者さんが歯ブラシ

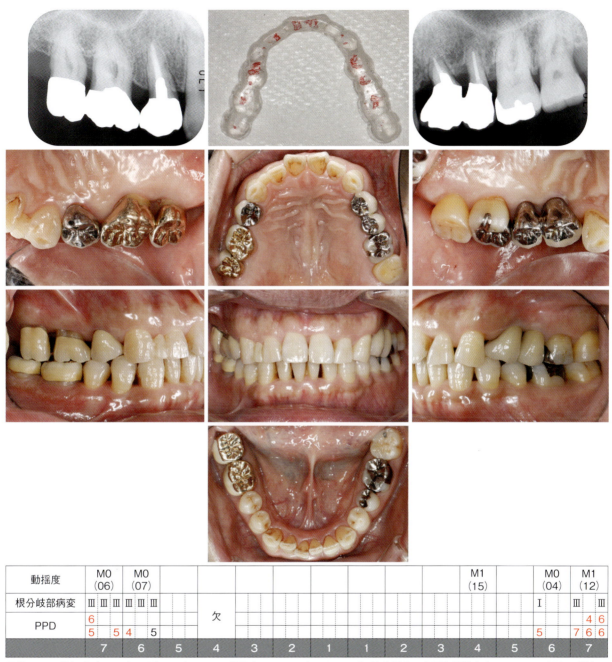

図⓾ SPT移行時（2011年1月）のデンタルX線写真、ナイトガードおよび口腔内写真、歯周組織検査表。PPD 6mm以上の割合は3.0％を維持。7 6|7 はⅢ度の根分岐部病変が残るが、歯槽頂部歯槽硬線の明瞭化を認めた

で行うブラッシングが主体となる歯肉縁上のプラークコントロールです。前項でも紹介しましたが、歯肉縁上のプラークコントロールで歯肉縁下のプラークが増えないことは、猿による実験でも証明されています[3]。本症例においても、患者さんのセルフケアによる歯肉縁上のプラークコントロールによって歯肉が引き締まり、水

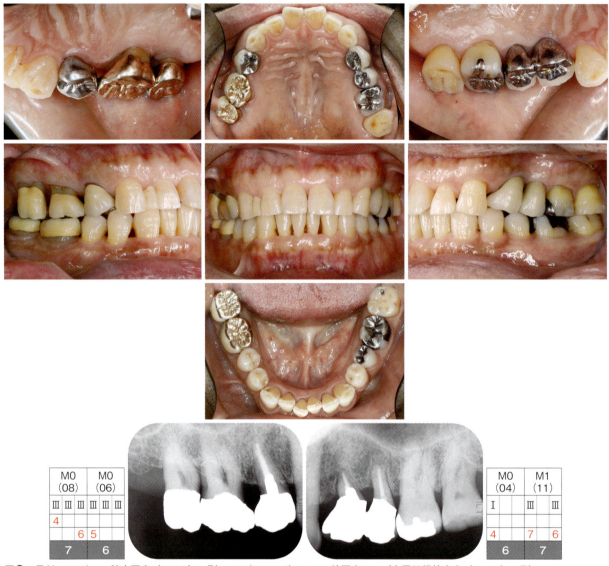

図⓫　最新SPT時。口腔内写真（2022年4月）、7 6|7 6のデンタルX線写真および歯周組織検査表（2022年8月）

平的にプローブが入りにくくなるほどにクリーピングしました。根分岐部病変はⅢ度のままですが、安定した歯周組織の判断基準である歯槽頂部歯槽硬線の明瞭化が認められ、長期に安定しています（図11）。

【参考文献】
1）片山奈美，斎田寛之：歯周基本治療のレベルアップ POINT 臨床記録の読み方、症例の見方、骨欠損の治し方．デンタルダイヤモンド社，東京，2019：100-103．
2）池田雅彦：治りやすい歯周病と治りにくい歯周病．ヒョーロン・パブリッシャーズ，東京，2011．
3）下野正基：下野先生に聞いてみた［1］．ペリオ・インプラントの疑問に答える，指針がわかる．クインテッセンス出版，東京，2017：22-23．

Chapter 【3】

基礎知識とポジショニング

01 硬い歯石や深い歯周ポケットに効果的なSRPは？

　本章では、除去が困難な硬い歯石や深い歯周ポケットに対して筆者が普段から行っているSRPの実技について解説します。まず、基本的なシャープニングテクニックや、適切な器具の選択が必須です。前歯部はとくに問題なく進められると思いがちですが、3|3遠心や舌側面・口蓋側面では、歯の傾斜によってSRPが困難になることがよくあります。これから紹介するSRPは、可能なかぎり直視で行い、両手を使ったテクニックを要します。歯石を取ることだけに執着せず、一つ一つのテクニックを正確に確立できれば、自然とマスターできるようになります。

器具の特徴を熟知（図1a）[1, 2]

　自身の使用しているグレーシーキュレットを観察してみましょう。筆者は、グレーシーキュレット オリジナルの5/6、11/12、13/14（ヒューフレディ）をメインに使用します（詳細はChapter 4-03参照）。グレーシーキュレットのブレードは片刃であり、カッティングエッジは、側面と内面の2面の交差部位にあります。ブレード部（作業部位）は、緩やかな弧を描いています。フェイスの角度は第1シャンクの縦軸に対して、70°です。どちらがカッティングエッジかわからないときは、トゥ（先端）を正面から見てブレードが低くなっているほうと考えるとよいでしょう。

　トゥの背面は半円の形状をしています。軟組織や歯根面に損傷を与えず、深い歯周ポケットや根分岐部病変、非麻酔下で容易に歯肉縁下に適合できるデザインです。

1．第1シャンクと刃部内面の角度が約70°

　小さい角度で挿入しやすく、複雑な根面形態に適合させられます。

2．第1シャンクと刃部の角度が約110°

　垂直（バーティカル）ストローク時の隣接面において歯肉縁下にブレードを到達させたとき、歯の長軸と第1シャンクが平行になる角度です。実際に模型上で試してみましょう。第1シャンクと歯の長軸の関係を目安にすれば、ブレードが歯肉縁下に挿入できたか否かを予測できます。

器具の操作方法（図1b）

1．シャープニング[3]

　トゥは、フェイス側から見て弧（アラウンドトゥ）を描いている部分までしっか

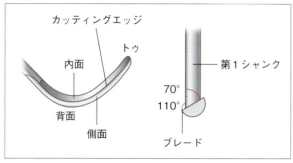
図❶a　器具の特徴（参考文献[1]より引用改変）

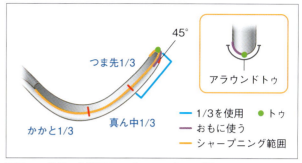
図❶b　器具の作業面およびシャープニング範囲

りとシャープニングを行います。側面から見ると、角度は45°です。トゥは、つま先の意味がありますが、SRPでは使用しません。根元からかかと1/3、真ん中1/3、つま先1/3に分けて考えた場合、先端のつま先の1/3がおもな作業面で、とくに図1bの紫色の部分を必ず使います。その理由は、多様な歯根形態や植立方向に対応しているのと、軟組織に損傷を与えない設計でSRPが行えるためです。

シャープニングは、元の形のバランスを崩さないように行う必要があり、その範囲は図1bのオレンジ色の部分です。先に先端を研ぎたくなりますが、そこを我慢してかかとから均一に研いでいきます。

2．基本的なSRP動作

操作方法は、つま先1/3を使用し、とくにアラウンドトゥの紫色の部分を使って歯面の中央→隅角→近心（遠心）の順に少量ずつSRPを行うのが最も効率的です。硬くて大きい歯石は、根元のプラークフリーゾーンから一気に弾き取ります。刃部全体を用いると側方圧が弱まり、歯石を研磨してしまい、トゥが根面から浮いて軟組織を傷つける危険があるため、実際に模型で行って確認してみましょう。

直視法によるSRPの特徴（図2、3）

直視法は習得が困難ですが、筆者は早い段階から学びはじめました。
以下は、筆者の直視法の特徴と留意点です。
- 除去が困難な硬い歯石、深い歯周ポケットに有効
- 左手をうまく使う必要がある
- 口腔外レストにこだわりがある（Chapter 3-02参照）
- ポジショニングを調整して安全かつ確実さを重視
- 歯石除去よりフォームを優先
- ロッキングモーション[4]のトレーニングが必要

では、口腔内レストの第4指を使い、実際に模型上で練習を行いましょう。

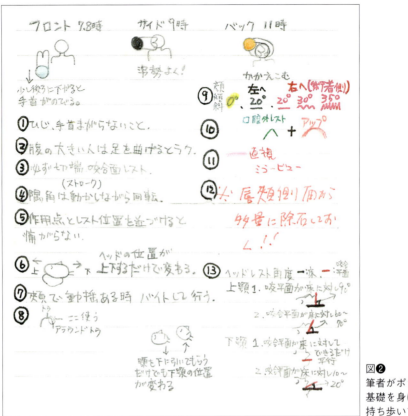

図❷
筆者がポジショニングの基礎を身につけるために持ち歩いていたノート

ポジショニングを再考する（図2、3）

　図2に示すポジションを参照しながら、各部位のSRPのポイントを説明します（図3）。フロント（7〜8時）は水色、サイド（9時）は黒色、バック（11時）はオレンジ色で提示しています（図3①）。

①各ポジションの姿勢：フロントでは、楽に操作できるように肘をできるかぎり伸ばし、手首が曲がらないようにするため術者は後ろに下がる。サイドでは猫背になりやすいので、背筋を伸ばす。バックでは、患者を抱え込むように脇を締めてリラックスする。

②患者がお腹の大きい妊婦の場合：お腹が張りやすいので、膝を立てて足を曲げてもらうと楽になる。

⑤作用点とレスト位置が離れると力強い側方圧が加わり、刃部が滑って歯肉を傷つける危険がある。作用点とレスト位置を近づけると安定し、患者への侵襲を低減できる。

⑦動揺が著しい頬側のSRP時は、バイト（咬合）させて行うこともある。

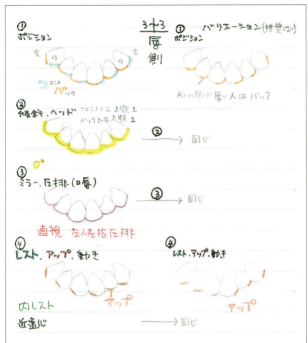
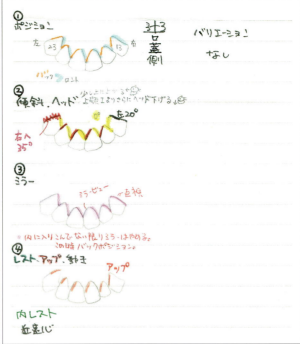

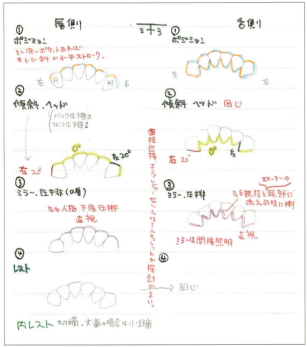

図❸ 筆者がポジショニングの基礎を身につけるために持ち歩いていたノート

⑨患者の顔の傾斜（向き）：0°は黄色、左20°は黒色、右20°は赤線、右30°は赤波線、右35°以上は赤ギザギザ線で示した（図3②）。顔の角度を決める際の参考にする。

⑩口腔外レストまたは口腔内レストか、パーム（手のひら）がアップ（上向き）か、そうでないかを正確に行う（図3④）。

⑪直視かミラー視かを正確に判断する。できるかぎり直視で行う（図3③）。

⑫舌口蓋側面よりも唇頬側面のほうが操作性がよいので、唇頬側面から先に除石を行う。

⑬ヘッドレストの角度：「上顎1」は咬合平面が床に対して90°、「上顎2」は咬合平面が床に対して60〜70°、「下顎1」は咬合平面が床に対してできるだけ平行、「下顎2」は咬合平面が床に対して10〜20°で提示した。患者に顎を下に引いてもらうだけでもかなり下顎の位置が平行になる。

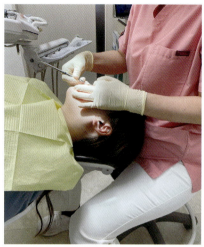
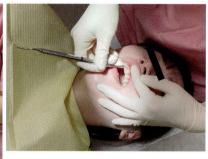

a：唇側面。#5/6による垂直ストローク。図2⑬より、ヘッドレスト角度は上顎1

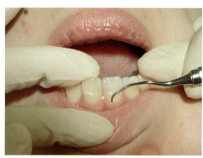

b：唇側面。#11/12による水平ストローク

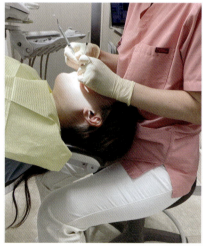
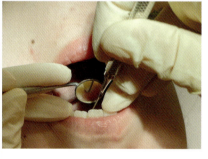

c：口蓋側面。#5/6による垂直ストローク。図2⑬より、ヘッドレスト角度は上顎1をさらに後方に下げる。図2⑥のようにヘッドの位置を上げてもらう

図❹a〜c　バックポジション上顎前歯部。図3のスケッチのオレンジ色の部位

垂直ストロークと水平ストローク（図4〜7）

　図4〜7に、実際のポジショニングを示します。硬くて大きい歯石は、最初にグ

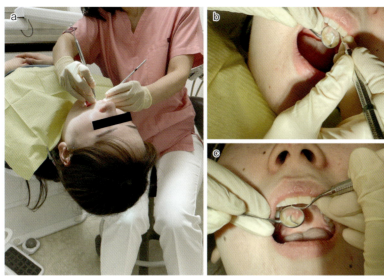
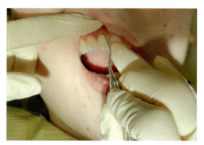

a〜c：口蓋側面。図2⑬より、ヘッドレスト角度は上顎1をさらに下げ、図2⑥のようにヘッドの位置を上げてもらう。#5/6による垂直ストローク（a、b）。#13/14による水平ストローク（c）

d：唇側面。#5/6による垂直ストローク。図2⑬より、ヘッドレスト角度は上顎1

図❺a〜d　フロントポジション上顎前歯部。図3のスケッチの水色の部位

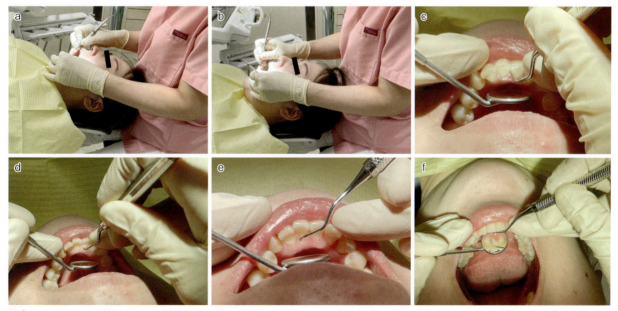

図❻a〜f　バックポジション下顎前歯部。図3のスケッチのオレンジ色の部位。a：唇側面。b、c：舌側面。図2⑬より、ヘッドレスト角度は下顎2（唇側面は歯頸部まで見やすいようにヘッドを下げて微調整）。#5/6による垂直ストローク。d：舌側面。ミニファイブ#5/6による垂直ストローク。e、f：舌側面。#13/14による水平ストローク

　レーシーキュレットのオリジナルを使い、垂直ストロークで除石します。次に、ミニファイブを使用し、水平ストロークは仕上げに行うと、小さくて細かい歯石や取り残しの確認もかねることができます。

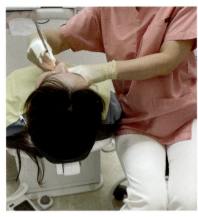
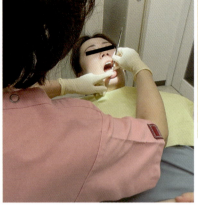
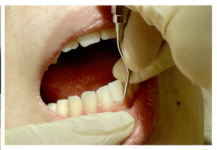

a：唇側面。#5/6による垂直ストローク

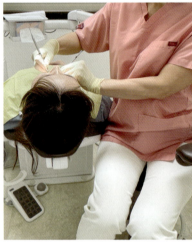
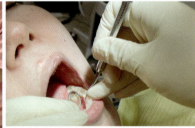
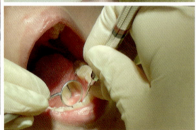
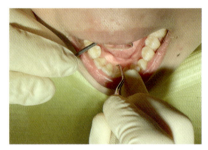

b：舌側面。#5/6による垂直ストローク

c：舌側面。ミニファイブ#5/6による垂直ストローク

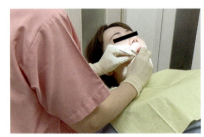
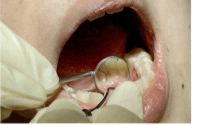

d：舌側面。#13/14による水平ストローク

e：滑りやすく不安定で弱い側方圧になり、硬い歯石が取れない

図❼a〜e　フロントポジション下顎前歯部。図3のスケッチの水色の部位で、図2⑬より、ヘッドレスト角度は下顎1

【参考文献】
1) 佐々木妙子：歯科衛生士のためのクリニカルインスツルメンテーション．クインテッセンス出版，東京，2005：11-19.
2) Hu-Friedy：総合カタログ Vol.3 歯周治療 PERIODONTAL.
3) 片山奈美：軽度から中等度を確実に治す〜時間がなくても不器用でもできる歯周基本治療の裏技〜（7）シャープニングの裏技〜先細りしないで長持ちする方法〜．デンタルハイジーン，42(7)：752-756，2022.
4) 片山奈美：軽度から中等度を確実に治す〜時間がなくても不器用でもできる歯周基本治療の裏技〜（8）スケーリングとルートプレーニング時の器具の持ち方，ストロークの違い．デンタルハイジーン，42(8)：867-871，2022.

SRP 02 上顎臼歯部の硬い歯石や深い歯周ポケットに効果的なSRPは？

　器具の到達が難しく、歯石を取り残しやすい臼歯部の箇所といえば、コル[1]が挙げられます（図1）。さらに大臼歯部となると、狭い口腔内でスケーラーの操作が困難になり、患者さんは痛みや苦痛を感じやすくなります。そこで本項では、コルに対して簡単にスケーラーを到達させる方法を中心に解説します。

コルにスケーラーが到達しているかを確認[2]

　コルに正しくスケーラーを到達させれば、患者さんに痛みを与えることなくSRPを行えます。図2aのようにコル部にきちんとスケーラーが到達したときは、頬舌側近遠心のどこからみても第1シャンクが歯の長軸と平行になります。

　図2b左は、第1シャンクがコンタクトから離れています。つまり、近遠心から見たときに頬側または舌側方向に第1シャンクが傾いています。

　図2b右は、近遠心から見たときに第1シャンクがコンタクトに近づきすぎています。頬舌側から見たときに第1シャンクが歯の長軸と平行に見えても、図2b左のようにスケーラーがコルまで届いていないことがあります。近遠心面のスケーリング時の柄の動きを観察すると、近遠心的な動きが見られます。しかし、隅角部においては近遠心的・頬舌的な動きでもなく、斜め（オブリーク）のストロークが見られます。近遠心面のスケーリングを行っているにもかかわらず、オブリークストロークが見られるときには、スケーラーはコルに到達していません。この感覚に慣れるまでは、模型や術者同士のトレーニングが必要です。

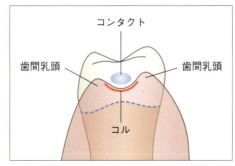

図❶　歯間部歯肉はコルと呼ばれ、鞍馬形態（凹面形態）をしている。この凹みにプラークが停滞し、歯石が沈着しやすいため、深い歯周ポケットが形成される

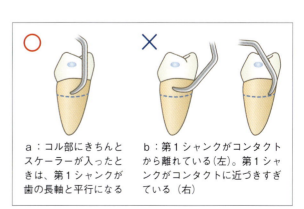

a：コル部にきちんとスケーラーが入ったときは、第1シャンクが歯の長軸と平行になる

b：第1シャンクがコンタクトから離れている（左）。第1シャンクがコンタクトに近づきすぎている（右）

図❷　a、b　スケーラーの到達。bの入り方では、隅角部でスケーリングが終わってしまい、コルまで届いていない

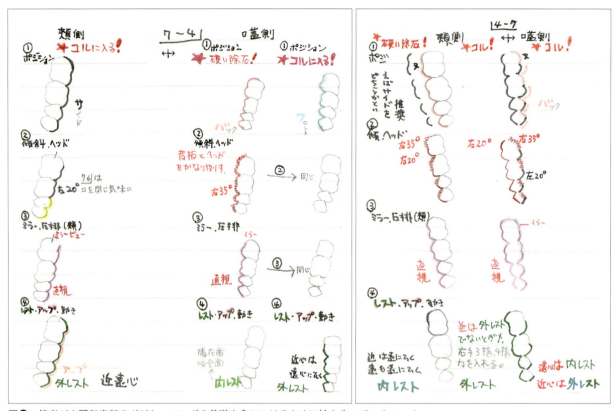

図❸　筆者が上顎臼歯部のポジショニングの基礎を身につけるために持ち歩いていたノート

口腔内レストと口腔外レスト[3]

　上顎大臼歯部では、図２ｂのような失敗が多くあります。失敗を防ぐには、口腔外レストの応用が必要なことがあります。口腔内レストは、作業部位または隣在歯の臼歯部咬合面や前歯部切端に第４指をレストとして使い、作用点とレストを近づけると安定します。小臼歯は口腔内レストでほぼ対応できますが、口腔外レストも有効です。口腔外レストは、患者さんの頬や顎に右手の甲か手のひらを乗せ、左手の親指や人差し指をうまく使うと作業部位とレストを近づけられます。

　では、具体的な手の位置について、写真を使って解説します。直視法によるSRPの特徴（本章01 図２［P.58］参照）と図３を確認しながら解説を読み進めてください。

1. 上顎右側サイドポジション：頬側の口腔外レスト

　上顎右側はサイドポジションで口腔外レストをとれば、スケーラーがコルに届きます（図４ａ）。左手は丸めて人差し指で頬を持ち上げます。7 6では、患者さんの顔を左へ20°傾斜させると直視しやすいです（図４ｂ）。右手のスケーラーは長め

064　Chapter 3　基礎知識とポジショニング

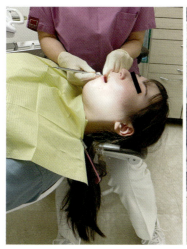
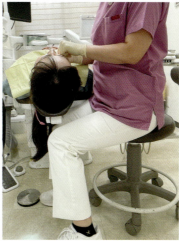
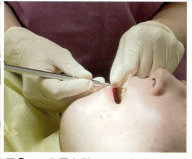

図❹a　上顎右側サイドポジション：頬側近心（遠心）の口腔外レスト。近心 #11/12、遠心 #13/14 による垂直ストロークで近遠心的な動き。ヘッドレスト角度は咬合平面が床に対して60〜70°の上顎2（本章01・図2⑬）

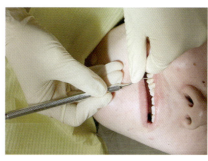

図❹b
７６｜サイドポジション。口を閉じ気味にしてもらうと直視しやすい

に持ち、患者さんの右頬に手のひらを上に向けて置くレスト（パームアップレスト）で行います。左手の親指をスケーラーの頸部（第2シャンク）に置くと安定し、硬い歯石の除去に有効です。

2．上顎右側バックポジション：口蓋側の口腔内レスト（図5）

　上顎右側のバックポジションで口腔内レストをとれば、硬い歯石の除去に有効です。ユニットの背板とヘッドをかなり倒します。ユニットの種類によってヘッドレストの角度調整が難しい場合、患者さんに上（頭のほう）に移動してもらうと、かなり直視しやすくなります。患者さんの顔を右に35°傾斜させるとスケーラーの操作が楽になります。左手で口唇を排除し、作業部位か隣在歯の臼歯部咬合面に口腔内レストをとります。

　７６｜近心では、スケーラーが下顎に当たって第1シャンクが歯の長軸と平行にならずコルに届かないため、次のフロントポジションを推奨します。

3．上顎右側フロントポジション：口蓋側の口腔外レスト（図6）

　上顎右側のフロントポジションで口腔外レストをとれば、スケーラーがコルに届きます。バックポジションと同様に、患者さんの顔を右に35°傾斜させると直視し

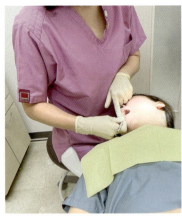
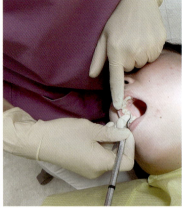

図❺　上顎右側バックポジション：口蓋側近心（遠心）の口腔内レスト。7 6|近心は推奨しない。#11/12、#13/14による垂直ストローク近遠心的な動き。ヘッドレスト角度は咬合平面が床に対して90°の上顎1（本章01・図2⑬）

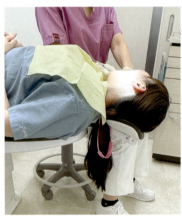
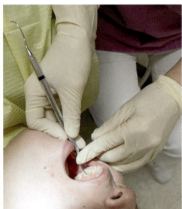

図❻　上顎右側フロントポジション：口蓋側近心（遠心）の口腔外レスト。7 6|近心を推奨。#11/12、#13/14による垂直ストロークで近遠心的な動き。ヘッドレスト角度は咬合平面が床に対して90°の上顎1（本章01・図2⑬）

やすくなります。基本は患者さんの右頰に手のひらを下に向けて置くレスト（パームダウンレスト）で安定しますが、パームアップレストでは、コルに容易に挿入可能です。

　左手は中指と薬指を右頰に当て、作業部位が近心であれば人差し指をスケーラーの頸部に乗せ、遠心であれば頸部の下から支えて側方圧を加えれば、硬い歯石に有効です。

4．上顎左側サイドポジション：頰側の口腔内レスト（図7ａ）

　上顎左側のサイドポジションで口腔内レストをとれば、硬い歯石の除去に有効です。ミラーまたは左手の人差し指で頰を圧排します。患者さんの顔を近心は右へ20°、遠心は右へ35°傾斜させると直視しやすくなります。

　|6 7近心はスケーラーが下顎に当たって第1シャンクが歯の長軸と平行にならず、コルに届かないため、次の口腔外レストを推奨します。

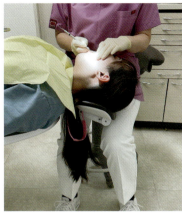 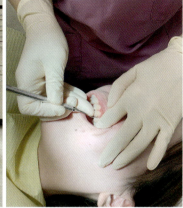

図❼a 上顎左側サイドポジション：頬側近心（遠心）口腔内レストのみ。6̅ 7̅は推奨しない。#11/12、#13/14による垂直ストロークで近遠心的な動き。ヘッドレスト角度は咬合平面が床に対して60〜70°の上顎1（本章01・図2⑬）

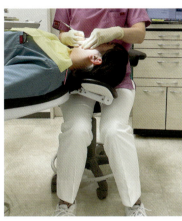 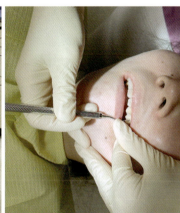

図❼b 上顎左側サイドポジション：頬側近心（遠心）の口腔外レスト。#11/12、#13/14による垂直ストロークで近遠心的な動き。ヘッドレスト角度は咬合平面が床に対して90°の上顎1（本章01・図2⑬）

5．上顎左側サイドポジション：頬側の口腔外レスト（図7b）

　上顎左側のサイドポジションで口腔外レストをとれば、スケーラーがコルに届きます。ミラーまたは左手人差し指で左頬を圧排します。近心（遠心）では、患者さんの顔を右へ20°傾斜させると直視しやすくなります。スケーラーを短く持ち、作用点とレストを近づけます。患者さんの左頬にパームダウンレストをとります。右手の中指と薬指を開いて力を入れ、分散させます。作業部位が見えなくならないよう左手は少し肘を上げて親指を添えます。

6．上顎左側サイドポジション：口蓋側の口腔外レスト（図8）

　上顎左側のサイドポジションで口腔外レストをとれば、スケーラーがコルに届きます。患者さんの顔は左20°に傾斜させ、直視します。スケーラーを長めに持ち、患者さんの左頬にパームダウンレストをとります。

　右手の中指と薬指を開いて力を入れて分散させます。作業部位が見えなくならないよう、左手は少し肘を上げて親指を添えます。

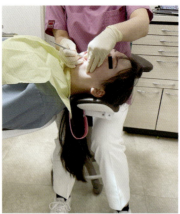
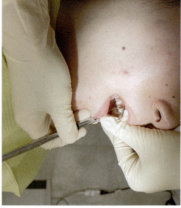

図❽ 上顎左側サイドポジション：口蓋側近心（遠心）の口腔外レスト。#11/12、#13/14による垂直ストロークで近遠心的な動き。ヘッドレスト角度は咬合平面が床に対して90°の上顎1（本章01・図2⑬）

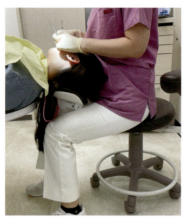
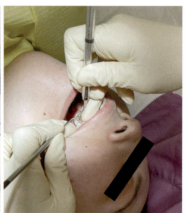

図❾ 上顎左側バックポジション：口蓋側遠心のみ口腔内レスト。#13/14による垂直ストロークで近心に引く動き。ヘッドレスト角度は咬合平面が床に対して90°の上顎1（本章01・図2⑬）

　近心は左手の人差し指で頬を圧排し、作用点とレストを近づけるために親指をスケーラーの頸部に乗せ、遠心は左手の中指で頬を圧排し、人差し指の上にスケーラーの頸部を乗せて側方圧を加えます。

7．上顎左側バックポジション：口蓋側の口腔内レスト（図9）

　上顎左側のバックポジションでは、遠心のみ口腔内レストをとると、硬い歯石の除去に有効です。患者さんの顔を右に35°傾斜させます。パームアップレストで行い、ミラー視で左手の薬指か中指で口唇を思い切り圧排します。

【参考文献】
1）加藤 熈（編著）：歯科衛生士のための最新歯周病学．医歯薬出版，東京，2018．
2）Pattison AM, Pattison GL: Periodontal Instrum-entation 2nd Edition. Prentice Hall, New Jersey, 1991: 171-172.
3）佐々木妙子：歯科衛生士のためのクリニカルインスツルメンテーション．クインテッセンス出版，東京，2005：64-77．

03 下顎臼歯部の硬い歯石や深い歯周ポケットに効果的なSRPは？

下顎臼歯部は口腔内レストのみで効果的なSRPを！[1]

　術者がついやりがちな「先に口腔内にレストを置いてしまう」という癖があります。歯石の除去だけを優先すると、"操作を難しくしてしまうポジショニング"に繋がります。何よりも先に、患者さんの作業部位の高さと術者の肘の高さを合わせることを優先します。それから図1のノートのように、1つずつ順序立ててポジショニングを決め、最後に口腔内にレストを置きます。この動作が習慣になれば、自ずと体が作業部位の適切な位置に動いていきます。

下顎大臼歯頬側近心の挿入角度には限界がある[1〜3]

　下顎左右大臼歯頬側近心にスケーラーを挿入するときは、挿入角度（グレーシー

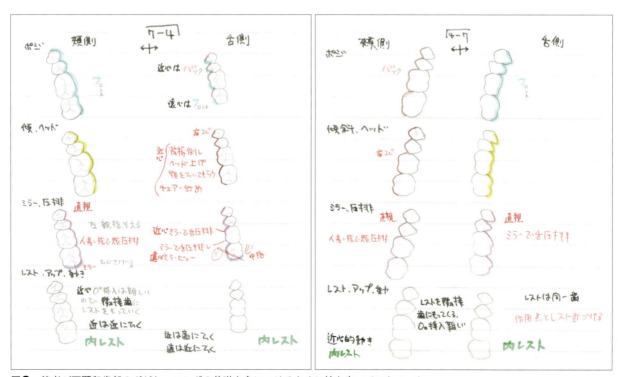

図❶　筆者が下顎臼歯部のポジショニングの基礎を身につけるために持ち歩いていたノート

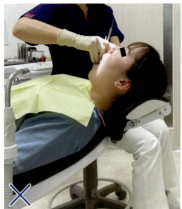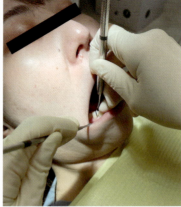

a：下顎右側頬側近遠心。患者に顎を引いてもらわない状態では、術者の右肘が上がって負荷がかかり、疲労の原因になりやすい（左）[2]。術者から見た、下顎右側小臼歯部頬側近心（右）

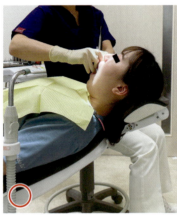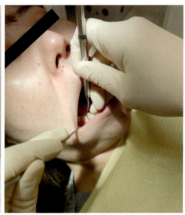

b：下顎右側頬側近遠心。患者に顎を引いてもらった状態では、術者の肘の高さにレストを置けるため、負荷が少ない（左）[2]。術者から見た、下顎右側大臼歯部頬側近心（右）

図❷a、b　下顎右側フロントポジション：頬側近心（遠心）。近心 #11/12、遠心 #13/14による垂直ストロークで近遠心ともに近心に引く動き。ヘッドレスト角度は咬合平面が床に対してできるだけ平行の下顎1（本章01・図2⑬）

キュレットの内面が歯面に対して45°以下）では、スケーラーが患者さんの頬に当たってしまいますが、作業角度（グレーシーキュレットの内面が歯面に対して45〜90°）では、挿入できることを押さえておきましょう。

ヘッドレストの調整で難易度が変わる[1]

　ユニットの種類により、ヘッドレストの角度の調整が難しい場合は、患者さんに顎を引いてもらい、ヘッドの位置を上下（頭のほうか、足のほう）に動かしてもらうとよいでしょう。

　直視法によるSRPの特徴（本章01 図2［P.58］参照）と図1を確認しながら解説を読んでいただけると幸いです。

1．下顎右側フロントポジション：頬側（図2）[3]

　下顎右側頬側はフロントポジションで、ヘッドレストは下顎咬合平面が床に対し

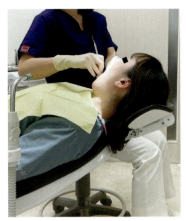 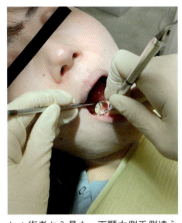

a：下顎右側舌側遠心のみ　　　　　　　b：術者から見た、下顎右側舌側遠心のみ

図❸　下顎右側フロントポジション。舌側遠心のみ。#13/14による垂直ストロークで近心に引く動き。ヘッドレスト角度は咬合平面が床に対してできるだけ平行の下顎1（本章01・図2⑬）

てできるだけ平行にします。さらに、患者さんに顎を引いてもらうと作業角度で挿入できるようになります。

　左手に把持したミラーまたは左手人差し指で頬を圧排します。患者さんの顔は傾斜0°で直視します。右手のスケーラーは、挿入角度では挿入できないため、作業角度で挿入し、レストは近心の隣在歯咬合面（下顎前歯切端）に置きます。垂直ストロークで近遠心ともに近心に引きます。近心の場合は、左手の親指をスケーラーの頸部（第2シャンク）に置くと安定し、硬い歯石の除去に有効です。

2．下顎右側フロントポジション：舌側遠心のみ（図3）[1, 3]

　下顎右側舌側遠心のポジション、ヘッドレスト、レスト、ストロークは下顎右側頬側（図2）と同様です。患者さんの顔は右傾斜20°で、左手に把持したミラーで舌を圧排し、ミラー視します。

3．下顎右側バックポジション：舌側近心のみ（図4）

　下顎右側舌側近心はバックポジションですが、背板を倒し、ヘッドレストは下顎咬合平面が床に対して10～20°（床に対して歯の長軸を60～70°）に上げます。さらに、患者さんに顎を引いてもらい、チェアーを低めにするとスケーラーを作業角度で挿入できます。

　左手に把持したミラーで舌を圧排し、患者さんの顔は右傾斜20°で直視します。7|は患者さんの顔を右傾斜20～30°、7 6|が舌側傾斜している場合には35°にするなど、応用が必要な場合もあります。右手のレストは咬合面に置き、垂直ストロークで遠心に引きます。

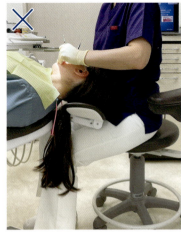
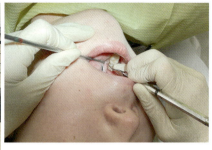

a：下顎右側舌側近心。患者に顎を引いてもらわない状態（左）。術者の脇が上がり、疲労しやすく不安定。術者から見た、下顎右側舌側近心（右）。上唇にスケーラーの柄がぶつかって操作が難しい

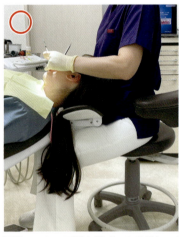
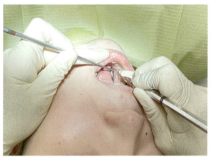

b：下顎右側舌側近心。患者に顎を引いてもらった状態（左）。術者から見た、下顎右側舌側近心（右）

図❹a、b　下顎右側バックポジション。舌側近心のみ。近心 #11/12による垂直ストロークで遠心に引く動き。ヘッドレスト角度は咬合平面が床に対して10〜20°の下顎2（本章01・図2⑬）

4．下顎左側フロントポジション：舌側近遠心（図5）

下顎左側舌側近遠心のポジション、ヘッドレスト、患者さんの顔の傾斜、直視、レスト、ストロークは下顎右側頬側（図2）と同様です。6 7はヘッドレストを下げると直視しやすくなります。左手に把持したミラーで舌を圧排します。

5．下顎左側バックポジション：頬側近遠心（図6）

下顎左側頬側近遠心はポジション、ヘッドレスト、患者さんの顔の傾斜、直視は下顎右側舌側近心（図4）と同様です。レストは、隣在歯咬合面であれば術者の脇を締めて作業角度で挿入可能です。6 7はヘッドレストを下げると直視しやすくなります。左手に把持したミラーまたは左手の人差し指で頬を圧排します。垂直ストロークで近遠心は近心に引きます。

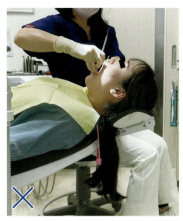 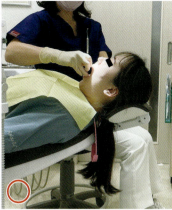 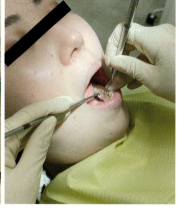

a：下顎左側舌側近遠心。患者に顎を引いてもらわない状態。術者の肘が上がり、疲労しやすく不安定

b：下顎左側舌側近遠心。患者に顎を引いてもらった状態。術者の肘の高さにレストを置けるため、負荷が少ない（左）。術者から見た、下顎左側舌側近遠心（右）

図❺a、b　下顎左側フロントポジション：舌側近心（遠心）。近心#11/12、遠心#13/14による垂直ストロークで近遠心ともに近心に引く動き。ヘッドレスト角度は咬合平面が床に対してできるだけ平行の下顎1（本章01・図2⑬）

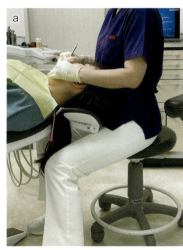 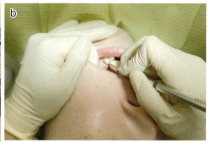

図❻　下顎左側バックポジション：頬側近心（遠心）。a：下顎左側頬側近心（遠心）。b：術者から見た、下顎左側頬側近心（遠心）。近心#11/12、遠心#13/14による垂直ストロークで近遠心は近心に引く動き。ヘッドレスト角度は咬合平面が床に対して10〜20°の下顎2（本章01・図2⑬）

【参考文献】
1）片山奈美：軽度から中等度を確実に治す〜時間がなくても不器用でもできる歯周基本治療の裏技〜(10) 上下顎前歯部・臼歯部のここが取れるようになりたい！．デンタルハイジーン，42(10)：1096-1101，2022．
2）佐々木妙子：歯科衛生士のためのクリニカルインスツルメンテーション．クインテッセンス出版，東京，2005：28-33，84-101．
3）Pattison AM, Pattison GL: Periodontal Instrum-entation 2nd Edition. Prentice Hall, New Jersey, 1991: 140-147, 223, 224, 227.

【4】

Chapter

SRPの進め方

01 〔 SRPの順番の考え方は？ 〕

　重度歯周炎に罹患している場合、要抜去歯や予後不良歯、主訴の部位、keytooth、動揺歯と炎症の程度、歯周ポケットの深さと歯肉の性状（線維性か浮腫性か）、急性炎症のピークを越えた炎症部位、歯内－歯周病変（エンドペリオ）、根分岐部病変、さらに、プラークリテンションファクター（不適合補綴・修復物など）、患者さんが気にしている部位があるときは、関心度や性格などを総合的に考慮し、歯科医師の診断をもとにSRPの順番を計画します。

　SRPを行う順番は歯科医院によって異なると思いますが、本項では、筆者の考え方についてわかりやすく解説します。

SRPをどこから始めるか

　歯周組織の診査（デンタルX線写真、歯周基本検査）をもとに、どこからSRPを始めるかを考えます。そのうえで、全顎的な状況をみて残せそうで重要な歯や、主訴の改善などモチベーションアップに繋がりやすい歯を判断することは、とても重要です。SRPの順番を決める因子をまとめた**表1**をもとに考えます。

表❶　SRPの順番を決める因子（参考文献[1]より引用改変）

①患者の主訴、Keytooth	著しい動揺がなく、プラークコントロールが改善していればSRPを行う
②動揺と炎症の程度	高い動揺度を伴う炎症の場合は、プラークコントロールによる炎症のコントロールと動揺のコントロール[2～5]を優先し、垂直的な動揺が収束してからSRPを行う
③歯周ポケットの深さと歯肉の性状	辺縁歯肉に発赤・腫脹の炎症がある場合、モチベーションの維持や治療効率、患者と術者の負担軽減を目的に、プラークコントロールの改善で少しでも歯肉が収縮したら、深い歯周ポケットを有する歯からSRPを行う
④モチベーションに繋がりやすい部位	前歯部やプラークコントロールの改善部位からSRPを行う
⑤急性炎症のピークを越えた炎症部位	多少の炎症が残存していても、急性炎症を越えたと判断できる部位にはSRPを行う。ただし、動揺が少なく、咬合性外傷を伴わないと判断できる場合にかぎる。そして、SRP後のプラークコントロールを徹底する
⑥歯内－歯周病変（エンドペリオ）	歯内－歯周病変が疑われる場合は、根管治療から行うのが鉄則。歯周ポケットがあってもいきなりSRPはせず、根管治療後に歯周ポケットが残存した場合にかぎり、歯科医師と相談してSRPを行う

076　Chapter 4　SRPの進め方

歯科医師と情報を共有してSRPを行う

　歯科医師と情報を共有してSRPを行います。抜歯や治療で麻酔が効いているときや、インスツルメントの到達性が容易になる不適合補綴物の除去後にSRPを行うことは、患者さんの負担軽減に繋がります。また、著しい歯肉の炎症がある場合、急激にプラークコントロールが向上すると、辺縁歯肉が収縮しすぎて歯周ポケット内に細菌が封鎖され、急性炎症を来すことがあります。そのような状況下でのSRPは、術者の技術力に結果が左右されるため、歯科医師と相談してタイミングを判断します。

　他にも、コンプライアンスやアドヒアランスの確立が難しい重度歯周炎の患者さんは、積極的なSRPを行っても治りにくい場合が多いです。そのため、歯周病の進行を遅くするためのプラークコントロールを重視し、歯肉縁上のスケーリングを中心に行います。また、予後不良歯、歯内-歯周病変に罹患している歯は、経過をみながら判断します。全身疾患を有する患者さんに対しては慎重にSRPを行います[1]。

【症例】 急性炎症を伴う重度歯周炎

患者：30歳、女性。専業主婦。9ヵ月前に出産

初診：2016年11月（図1）

喫煙歴：あり。2年前まで8年間、1日10本

主訴：7|の歯肉が腫れて痛い。上顎前歯の歯並びが気になる

歯科既往歴：20代前半に5|4を抜歯し、3年前にインプラントを埋入。|7はう蝕で抜歯。1年前に他院で歯周病と診断された

全身既往歴：10代に過食症、20代前半に摂食障害に罹患

　他院で歯周病と診断されてからセルフケアの意識が高く、初診時から1日3回毎食後、朝と昼は10分、夜は20分ブラッシングしていました。最初のTBI（Tooth Brushing Instruction）時には、小臼歯と前歯部口蓋側の指導が必要でしたが、それ以外のセルフケアは、ほぼ良好でした（図2）。

　咬合性外傷の動揺歯7 4|7 4|は、夜間の歯ぎしりで2|が当たって気になるとのことで、初診時に咬合調整を行いました。TCH（Tooth Contacting Habit）についても説明しました。

1．SRPの順番を考える（計画）

　7|は、歯内-歯周病変が疑われるため（因子⑥）、根管治療から行うのが鉄則です。歯周ポケットがあってもいきなりSRPは行わず、根管治療後に歯周ポケットが残

【症例】

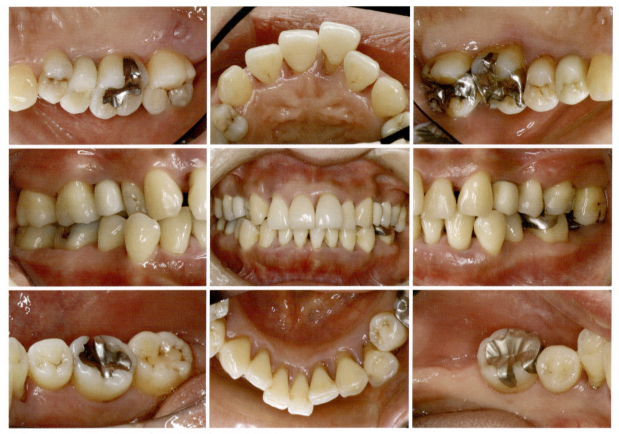

図❶a　30歳、女性。初診時（2016年11月）の口腔内写真

存した場合にかぎり、歯科医師と相談してSRPを行います。また、咬合性外傷と診断された、7 2|の動揺歯は（因子②）、プラークコントロールによる炎症のコントロールと動揺のコントロールを優先し、炎症や動揺（垂直的動揺）が収束してからSRPを行います。

　7|の歯肉が腫れて痛い、上顎前歯の歯並びが気になるという主訴には（因子①）、著しい動揺（垂直的動揺）がなく、プラークコントロールが改善していればSRPを行います。

　それ以外の部位は、歯周ポケットの深さと歯肉の性状より（因子③）、辺縁歯肉に発赤・腫脹の炎症がある場合、モチベーションの維持や治療効率、患者さんと術者の負担軽減を目的に、プラークコントロールを改善させます。少しでも辺縁歯肉が収縮して歯肉縁下歯石が見えたら、深い歯周ポケットを有する歯からSRPを行います（**図3**）。

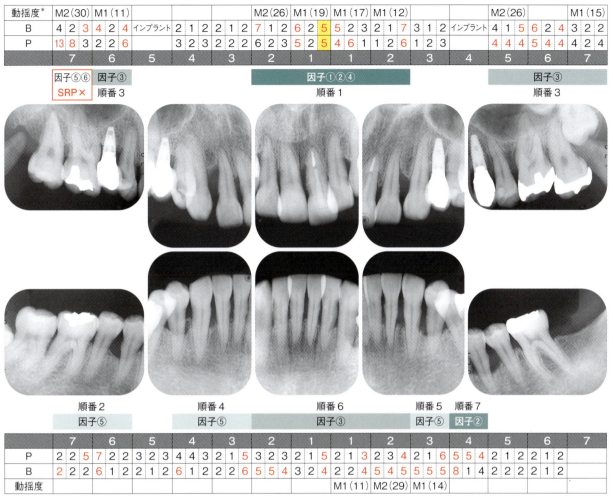

図❶b 同、デンタルX線写真および歯周組織検査表（同年12月）にSRPの順番と対応を加えた図。歯周組織検査表の　：排膿、＊（　）内：ペリオテスト値

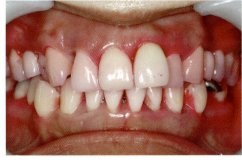

図❷ TBI時（2016年12月）。歯垢染色を実施。使用歯ブラシを持参してもらった

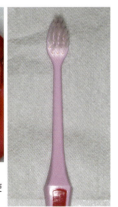

図❸ SRPのタイミング（2017年4月）。2┼2はSRP後。プラークコントロールの改善により、全顎的に辺縁歯肉が収縮し、歯肉縁下歯石が見えてきた

01 SRPの順番の考え方は？

2．SRP の順番と対応

　7｜は主訴でしたが（因子①）、著しい動揺、急性炎症を伴う歯内−歯周病変と根尖に及ぶ骨欠損のため予後不良歯と判断され、SRP を行わずに2017年2月に自発痛のため抜髄しました。根管治療と早期接触の除去を行い、再植の適応で外科処置を検討することになりました。

- 順番1：2⊥2（1〜3月）
- 因子①、②、④：動揺と炎症の程度からコントロールされていたと判断した。モチベーションに繋がりやすく主訴でもある前歯部に、プラークコントロールの改善部位が認められたため、SRP を行った。
- 順番2：7 6｜（4月）
- 因子⑤：来院の1週間前に急性炎症を発症。多少の炎症は残存していたが、ピークを越えたと判断し、SRP を行った。

　お子さんは1歳になりましたが、先天性腎疾患で食事を口腔から摂取させず、カテーテルで胃に水とミルクを注入しています。夜間も注入しているため、患者さんは慢性的な寝不足で、クレンチングの自覚が続いています。実の父は5年前にパーキンソン病を患い、リハビリ通院中です。

- 順番3：6｜5 6 7（5月）
- 因子③：辺縁歯肉に発赤・腫脹の炎症が認められていたが、プラークコントロールの改善により、歯肉が少し収縮したため、SRP を行った。
- 順番4：4 3｜（6月）
- 因子⑤：2日前に急性炎症を発症し、急患来院。早期接触の対応として咬合調整、抗菌薬の投与と SRP を行った。
- 順番5：3｜（7月）
- 因子⑤：2週間前に発熱で予約をキャンセルした際に急性炎症を発症し、ピークを越えたと判断したため、SRP を行った。
- 順番6：2⊥2（8月）
- 因子③：辺縁歯肉に発赤・腫脹の炎症が認められていたが、プラークコントロールの改善により、歯肉が少し収縮したため、SRP を行った。来院の1週間前に 5｜のインプラント周囲組織が急性炎症を起こしたので、歯間ブラシの使用を確認し、プラークコントロールを徹底した。
- 順番7：4｜（9月）
- 因子②：初診時に認められた動揺は、プラークコントロールによる炎症のコントロールと動揺のコントロールを優先し、炎症や動揺（垂直的動揺）が収束したので SRP を行った。

表❷　再 SRP を検討できる条件（参考文献[6]より引用改変）

- プラークコントロールが確立できている
- 残存歯周ポケットは 4〜6mm 程度
- 垂直的動揺度の改善
- 残存歯石を触知できる
- 器具の操作や到達が可能
- 歯根面のクオリティ（う蝕、セメント質変性、剝離）が低くない場合

3．SRP の順番を決めるうえで注意すべきこと

　SRP の順番について最も気をつけているのは、重症度の高い歯を救いたい気持ちが、術者の一方的な押しつけになってしまわないことです。そうならないように、患者さんが重症度に気づいているのかを確認し、現状を伝えて理解してもらったうえで今後の要望をうかがい、セルフケアが可能かどうかを考えます。患者さんの性格、価値観を考慮し、体調不良や家族の介護がある場合は、無理強いせずに可能な範囲での対応を心がけるようにしています。

再評価検査の見方

　再評価検査で得た情報の何をみて、どのように判断すべきなのでしょうか？　歯周基本治療を成功に導くためには、SRP 技術の向上に努めると同時に、症例をみる力をつけて患者さんの特徴を摑むことが大切です。さらに、患者さんの口腔内を改善するために、いま必要なことは何かをつねに考えて判断します。

　プラークコントロールが改善されているかどうかの評価では、再評価時の PCR（Plaque Control Record）値が何％改善したのかという数値の変化をみることは大切です。しかし、日ごろのセルフケアが継続的で、かつ BOP（Bleeding On Probing）を目安に歯肉の炎症と歯周ポケットに改善がみられたかどうかを観察し、判断することが最も重要といえるでしょう。

　まず、残存歯周ポケットが多かったり、初診時と比べて PCR 値に変化が少ない場合は、以下の原因把握に努め、これらがないかどうかを検討します。

- 主原因（プラークコントロール不良）
- 修飾因子（残存歯石、汚染セメント質、隠されたリスクファクター）

　修飾因子の多くは残存歯石であると考えられます。その後の対応は、再 SRP を視野に入れ、**表2**[6]の項目から検討します。

【症例】

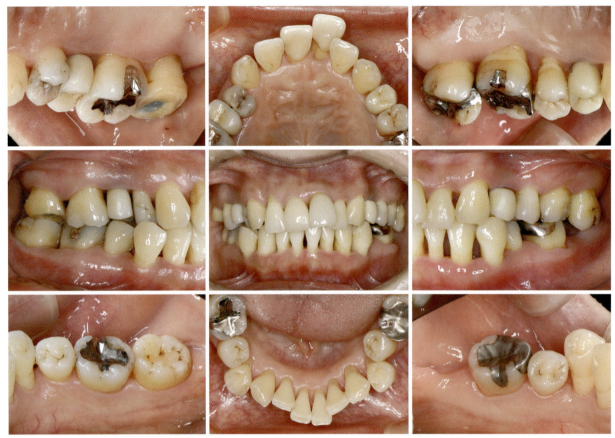

図❹a　30歳、女性。再評価時（2017年9月）の口腔内写真

再SRPを検討する症例

　再SRPの効果は、患者さんの協力を得られてこそ期待できます。基本的には、垂直的動揺は改善されている必要があり、それが残存して早期接触している場合は、さらなる咬合調整が必要であると考えます。残存歯石を触知できるかどうかも重要で、それができないときは歯周外科を検討します。また、器具の到達が可能であることも重要です。最終的には、歯科医師と相談したうえで判断し、場合によっては残存歯周ポケットが6mm以上あっても再SRPを行います。

【症例】急性炎症を伴う重度歯周炎

1．再評価検査

　SRPを行ってから3週間以上の間隔をあけ、PMTC（Professional Mechanical

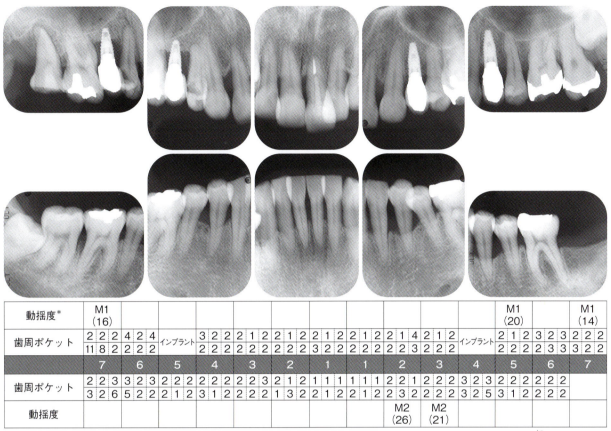

図❹b 同、デンタルＸ線写真および歯周組織検査表。デンタルＸ線写真では、歯槽頂部歯槽硬線はやや明瞭化し、$\frac{2}{4|4}$の骨縁下欠損の改善も認められた。歯周組織検査では、初診時と比べてPPD（Probing Pocket Depth）6mm以上の割合は－8.6％（2.0％）に減少、BOP（＋）の割合が－34％でBOP（－）、動揺度がMillerの分類で上顎前歯部は0度になり、改善が認められた。＊（ ）内：ペリオテスト値

Tooth Cleaning)、TBI(Tooth Brushing Instruction)、再評価検査を行いました（**図4**）。再評価検査の結果では、予後不良歯の7̱口蓋側と遠心、6̄は遠心に根分岐部病変があり、7̄6̄間に残存歯周ポケットが認められました。その箇所以外は予測以上に改善が認められたため、当初から患者さんが希望していた歯科矯正治療を行うことになりました。

2．治療経過

歯科矯正治療の診査・診断後、インプラント周囲炎に対する外科処置、7̱再植の外科処置（**図5**）、残存歯周ポケットのある7̄6̄には再SRPを検討しました。表2の項目が満たされていたため、再SRPを行いました。その後、歯科矯正治療に進みました（**図6**）。SPT移行時（**図7**）は、7̱遠心のPPD 7mm、BOP（－）以外は、すべてPPD 3mm以下で、BOP（－）に改善しました。

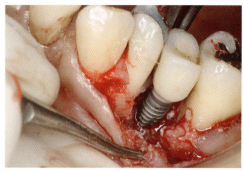

図❺a　インプラントFOP（歯肉剥離掻爬手術）、7⏌の再植時（2017年12月）。インプラント周囲炎に対する外科処置。汚染されたインプラント表面をエアアブレージョンで除染し、垂直性骨欠損部は骨補塡材を塡入して再生療法を行った

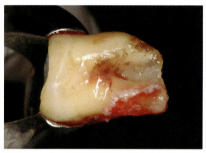
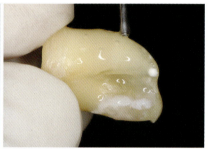

図❺b　同、7⏌の樋状根。根尖部に及ぶ歯肉縁下歯石の沈着が認められた。残存歯根膜に気をつけながら、根尖に及ぶ歯石や変性セメント質を口腔外で除去し、根尖孔はスーパーボンドで封鎖して根面処理、エムドゲインを塗布して再植を行った

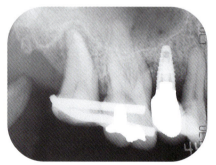
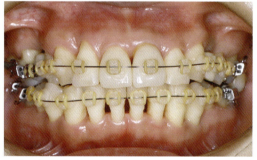

図❺c　同、外科処置直後のデンタルX線写真

図❻　歯科矯正治療中の口腔内写真（2018年7月）。プラークコントロールは安定し、出血、排膿がなくなり、急性炎症も起こらなくなった。歯肉の炎症は改善した

3．SPT移行時

　SPT移行時には、プラークコントロールの安定が継続されていました。オーバーブラッシングを防ぐため、圧をかけ過ぎるとハンドルの一部がポキッと折れて音が鳴る歯ブラシを使用しているとのことでした。

　初診のころは、生後間もないお子さんを働いている母親に預けるため、母親の都合を確認して予約していたことなどを思い出しました。お子さんは離乳食が始まった時期もカテーテルの栄養注入が続き、味覚と咀嚼の発達をとても心配されていた

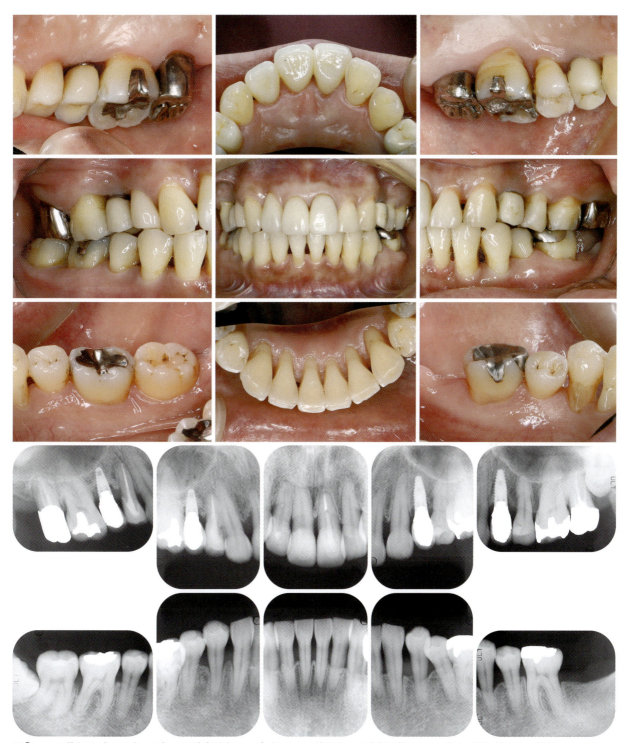

図❼ SPT移行時（2022年7月）の口腔内写真およびデンタルX線写真。口腔内写真からは、歯肉が引き締まり、健康なピンク色に改善したことがわかる。2022年1月のデンタルX線写真からは、7|5 と、5|4 のインプラント、$\frac{2\,1\,|\,1\,2\,6}{6\,4\,|\,4}$ にみられた骨欠損の改善も認められ、歯周組織の安定の1つの指標となる歯槽硬線の明瞭化を確認できた。歯周組織検査は、7| 遠心のPPD 7 mm以外は、すべてPPD 3 mm以下、BOP（−）になった

ので、離乳食の与え方を指導したこともありました。その後、小学校に入学した際も周囲の子どもに比べて小柄で、さまざまなことがみんなに追いつかないながらも、必死に頑張って自分で食事を摂れるようになったことを話してくれました。それと同時に、「いまは、自分の歯がよくなって本当にうれしいです。何があってもどこへ引っ越しても、一生ここへ通い続けたいと思っています。他の患者さんも同じ気持ちで通っていると思いますよ」と、晴れやかな笑顔で話してくれました。

なぜこの順番でSRPを行うのか

SRPの順番を考えるのと同時に、プラークコントロールの徹底やSRPのタイミングなどに注意します。予後不良歯などは、SRPで改善できる限界があることを知り、必要があれば外科処置でのアプローチを考えます。

◉

SRPの順番や実施順序に正解はないかもしれません。しかし、事前に「なぜこの順番でSRPを行うのか」という理由を自分に問いかけ、優先順位を考えて行っています。

どの順番で行っても、炎症の改善は「患者さんが自分で歯磨きをして治した」ことをしっかりと伝えています。プラークコントロールの改善で、炎症が消失すれば、よい結果は得られやすくなります。

SRPの順番を決める因子の診査POINT

①辺縁歯肉の炎症が改善したか
②垂直的動揺が収束したか
③根分岐部病変、歯内－歯周病変、咬合性外傷の疑いがあれば歯科医師と相談

【参考文献】

1）片山奈美，斎田寛之：歯周基本治療のレベルアップ POINT 臨床記録の読み方，症例の見方，骨欠損の治し方．デンタルダイヤモンド社，東京，2019：86-89.
2）片山奈美，斎田寛之：動揺歯の診方 動揺のコントロール．DHstyle，11（5）：28-31，2017.
3）千葉英史：歯根膜の臨床観察と歯周病罹患歯の保存．日本臨床歯周病学会会誌，31（2）：87-88，2013..
4）Burgett FG, Ramfjord SP, Nissle RR, Morrison EC, Charbeneau TD, Caffesse RG: A randomized trial of occlusal adjustment in the treatment of periodontitis patients. J Clin Periodontol, 19（6）: 381-387, 1992.
5）Jan Lindhe, Thorkild Karring, Niklaus P. Lang（編著）：Linde 臨床歯周病学とインプラント第3版 基礎編．岡本 浩（監訳），クインテッセンス出版，東京，1999：293-294.
6）片山奈美，斎田寛之：DHeyes．歯周基本治療の再評価で何をみる？何を知る？（前編）歯科衛生士の立場で考える再評価の視点．日本歯科評論，80（10）：137-148，2020.

02 浮腫性歯肉と線維性歯肉における SRPの進め方の違いは？

　SRP の進め方は、浮腫性歯肉・線維性歯肉の違いだけで判断すべきではありません。本項では、浮腫性歯肉と線維性歯肉の特徴などを比較しながら、筆者が SRP でよく使用するスケーラーや施術時の注意点などを具体的に解説します。

浮腫性歯肉と線維性歯肉の特徴（表１）[1]

１．浮腫性歯肉

　軟らかい歯肉に炎症が起きると、浮腫性の炎症像を呈します。慢性化しても線維の増殖能が弱く、浮腫性の炎症が続きます。歯肉は変化しやすく、約２週間のプラークコントロールで変化が見られ、おおむね２〜４ヵ月で炎症をコントロールできるケースが多いです。

２．線維性歯肉

　炎症の治癒過程で歯肉が線維化して硬くなったもので、喫煙による有害物質、咀嚼時や歯ブラシの刺激による歯肉の角化などが要因です。急性期には軟らかい浮腫性の炎症像を呈しますが、慢性化すると発赤が現れにくい硬い線維性の炎症像を示します。改善に時間がかかるのが特徴です。

歯周ポケットの減少

１．浮腫性歯肉

　炎症のコントロールによって歯肉収縮が起こり、歯周ポケットも減少しやすく、変化が顕著なため、歯ブラシのみでセルフケアを行います。辺縁歯肉の炎症が改善して、歯肉縁下歯石が少しでも歯肉縁上に見えてきたら SRP を行います。前歯部などの審美的に影響しやすい部位は、急激に歯肉が変化しないようにブラッシング圧や回数、頻度に気をつけましょう。

２．線維性歯肉

　炎症のコントロールによる歯肉収縮が起こりにくく、歯周ポケットの減少は難しく、変化が乏しいため、患者さんのモチベーションが上がりにくいです。歯周炎の進行を遅らせることを目標に、歯周ポケットが深くならず、現状維持をよいことと捉えて、患者さんのモチベーションを保つように努めましょう。

表❶　浮腫性歯肉と線維性歯肉の特徴（参考文献[1]より引用改変）

	浮腫性歯肉	線維性歯肉	線維性歯肉で炎症要因あり
炎症像	浮腫性	線維性	慢性炎症の線維化から 急性炎症の浮腫性の炎症像
弾力	軟らかい	硬い	硬い部位と軟らかい部位の混在
出血	易出血	出血量は少ない	浮腫の部位は易出血
年齢	若年層から	中年以降に多い	中年以降に多い
歯肉収縮	収縮しやすい	収縮しにくい	浮腫の部位は収縮しやすい
炎症のコントロール	約2週間〜4ヵ月かかる	時間と努力に傾注が必要	かなりの時間と努力に傾注が必要
改善の変化	約2週間単位で変化	変化は少ない	浮腫の部位は約半年で変化
原因	プラーク	プラーク	プラーク
要因	軟らかい歯肉。 慢性化しても 浮腫性の炎症像がみられる	喫煙による有害物質、 噛むときや歯ブラシの刺激 などによる歯肉の角化	喫煙による有害物質、 噛むときや歯ブラシの刺激 などによる歯肉の角化

プローブの到達性

1．浮腫性歯肉

　歯肉が軟らかいため、プローブがポケット底部までスムーズに到達します。接合上皮の付着力はかなり強く、歯周ポケットにプローブを挿入しても付着部は破壊されず、上皮細胞の間を貫くことが多いです[2]。そのため、適切なプロービング圧（25gが目安）で行いましょう。

2．線維性歯肉

　熟練の術者が適切なプロービング圧（25gが目安）で行っても、歯石を避けながら硬く線維化した歯肉の狭いポケット底部までプローブを到達させるには時間がかかり、難しいことが多いです。術者によって誤差が生まれないように、デンタルX線写真を確認しながら行いましょう。

グレーシーキュレットの操作性

1．浮腫性歯肉

　筆者は、非麻酔下でも容易に歯肉縁下に挿入できる形状のグレーシーキュレットのオリジナルとミニファイブ（ヒューフレディ・ジャパン：**図1**）を用い、シャンクの硬さは歯石の量や硬さによって使い分けます（**図2**）。また、アメリカンイーグルXP（ジーシー：**図3**）は、シャープニング直後のようなシャープさを持続できるシャープニングフリーのインスツルメントです[4]。筆者は、週に2〜3回のペ

088　Chapter 4　SRPの進め方

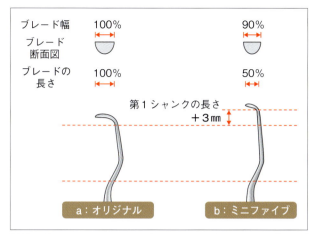

図❶　グレーシーキュレット（ヒューフレディ・ジャパン）のブレードとシャンクの形状。a：オリジナル。グレーシーキュレットの基準となっているシャンクとブレードの長さ・幅。b：ミニファイブ。PPD 5mm以上の深い歯周ポケットや根面に到達しやすい。狭い歯周ポケットや根分岐部での使用に適する（参考文献[3]より引用改変）

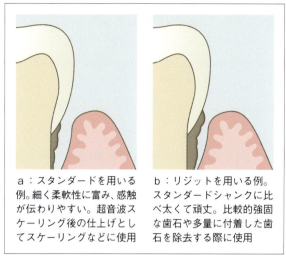

図❷　歯石の付着具合により、シャンクの硬さを選ぶ（参考文献[3]より引用改変）

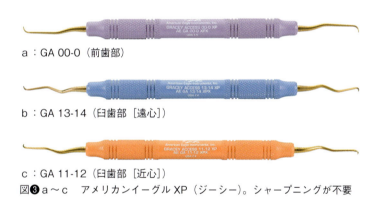

a：GA 00-0（前歯部）

b：GA 13-14（臼歯部［遠心］）

c：GA 11-12（臼歯部［近心］）

図❸a〜c　アメリカンイーグル XP（ジーシー）。シャープニングが不要

ースで1年以上使用していますが、シャープさは持続しています。超音波スケーラーの仕上げやSRP、前述のミニファイブと同様の方法で使用することもあります。

　ハンドスケーラーより先に超音波スケーラーの歯肉縁下用チップなどを使用する場合は、歯肉退縮を最小限に抑えるために、パワーは徐々に上げていき、なるべく小さいパワーで施術するよう心がけましょう。

2．線維性歯肉

　硬く線維化した狭い歯周ポケット内に、グレーシーキュレットを適切な角度で挿入しても、操作は困難です。このような場合、ハンドスケーラーより先に超音波スケーラーの歯肉縁下用チップなどを使用してSRPを行うとよいでしょう。筆者は、作業面が背面と内面であるオサダエナックハンドピース（長田電機工業）に縁下用

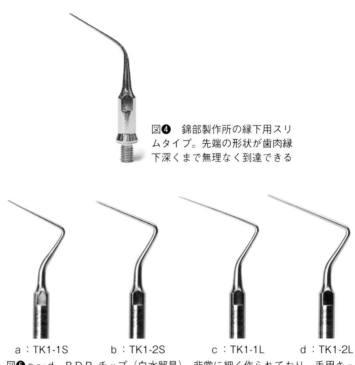

図❹ 錦部製作所の縁下用スリムタイプ。先端の形状が歯肉縁下深くまで無理なく到達できる

a：TK1-1S　　b：TK1-2S　　c：TK1-1L　　d：TK1-2L

図❺a〜d　B.D.R.チップ（白水貿易）。非常に細く作られており、手用キュレットでは届かない部位にも到達できる

　スリムタイプ（錦部製作所：図4）を装着、作業面が側面であるスプラソンP-MAXにB.D.R.チップ（いずれも白水貿易：図5）を組み合わせて使用しています。歯石を取り残しやすい隅角部には、どちらのチップが当たりやすいかを考え、歯の全周に作業面を当てるように歯石除去を行います（図6、7）。
　しかし、超音波スケーラーのチップでは触知できない細かい歯石が残るため、確実にシャープニングしたヒューフレディ・ジャパンのシャンクの硬いリジットタイプのグレーシーキュレットのミニをポケット底部から垂直・水平・斜めのストロークでSRPを仕上げましょう。

ルートプレーニング

1．浮腫性歯肉

　確実にシャープニングしたヒューフレディ・ジャパンのシャンクの柔軟なスタンダードのグレーシーキュレットのミニを使って垂直・水平・斜めのストロークで歯石を探知しながら、ざらつきを感じた場合のみ、側方圧を加えて除去します。ざらつきがなくなった面にスケーラー本体の重さだけの側方圧で、撫でるように数回ストロークを行い、滑沢にします。

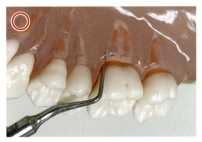
a：B.D.Rチップ。近心隅角部に側面（作業面）を当てている

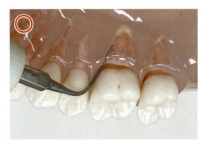
b：縁下用スリムタイプ。近心隅角部に背面（作業面）を当てている

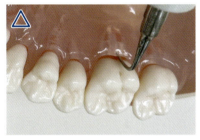
c：縁下用スリムタイプ。口蓋側中央付近に背面（作業面）を当てるとハンドピースが反対側の頬粘膜に当たって操作性が劣るため、B.D.R.チップの側面（作業面）を推奨

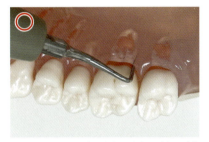
d：B.D.Rチップ。遠心隅角部に側面（作業面）を当てている

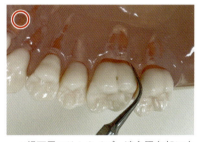
e：縁下用スリムタイプ。遠心隅角部に内面（作業面）を当てている

図❻ a〜e　6|の口蓋側へのアプローチ。B.D.R.チップはスプラソン P-MAX（白水貿易）、縁下用スリムタイプはオサダエナックハンドピース（長田電機工業）で使用

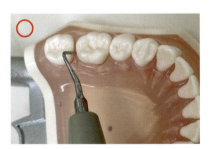
a：B.D.R.チップ。遠心隅角部付近に側面（作業面）を当てている

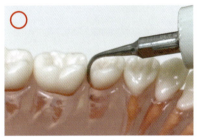
b：縁下用スリムタイプ。遠心隅角部付近に内面（作業面）を当てている

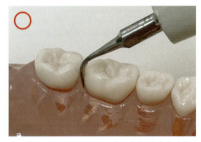
c：縁下用スリムタイプ。遠心隅角部付近に内面（作業面）を当てている

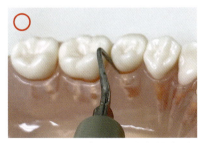
d：B.D.R.チップ。遠心隅角部付近に側面（作業面）を当てている

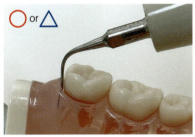
e：縁下用スリムタイプ。歯冠の豊隆が少なく、開口量が得られれば、内面（作業面）が当たる

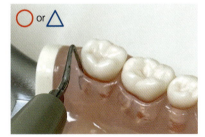
f：B.D.R.チップ。遠心隅角部は側面（作業面）が当たる。遠心中央付近では反対側の頬粘膜にハンドピースが強く当たらなければ操作可能

図❼ a〜f　下顎左側舌側遠心隅角部付近へのアプローチ

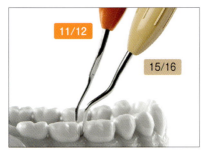
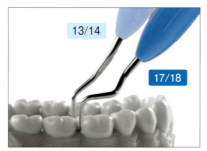
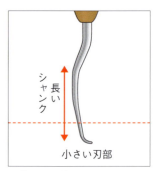

図❽a、b　LMグレーシーミニキュレット（白水貿易）。シャンクの角度が大きいため、臼歯部でハンドルが対合歯に邪魔されることなく使用できる

a：11/12および15/16

b：13/14および17/18

図❾　LMグレーシーミニキュレット。通常のタイプよりも第一シャンクが3mm長い（参考文献[5]より引用改変）

　最後に、歯肉縁下深部に到達しやすいLMグレーシーミニキュレット 15/16、17/18、1/2、11/12、13/14（白水貿易：図❽、❾）で仕上げましょう。LMグレーシーミニキュレットの15/16、17/18は、シャンクの角度が大きいため、臼歯部でハンドルが対合歯に邪魔されることなく、患者が十分に口を開けない場合でも使用できます（図❽）。また、前歯部は1/2、臼歯部は11/12と13/14をおもに使用します。さらに、ミニキュレットは、歯肉縁下深部に到達しやすいため、ポケット底部の歯石の触知に優れており、取り残しを防ぎます（図❾）。シャンクの硬さは、スタンダードでしなる感触が触知を高めてくれます。

2．線維性歯肉

　長期間にわたり強固に歯石が沈着している場合が多いため、確実にシャープニングしたヒューフレディ・ジャパンのシャンクの硬いリジットタイプのグレーシーキュレットのミニを使います。浮腫性歯肉と同様に、垂直・水平・斜めのストロークで歯石を探知しながら、ざらつきを感じた場合のみ、側方圧を加えて除去します。ざらつきがなくなった面にスケーラー本体の重さだけの側方圧を加えて、撫でるように数回のストロークを行い、滑沢に仕上げます。最後にLMグレーシーミニキュレット（白水貿易）で同様に仕上げましょう。

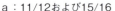

　図10にまとめたように、線維性歯肉の患者さんのSRPは、浮腫性歯肉の患者さんよりも時間を要し、プロービングも含めて技術的に困難なケースが多いと感じます。また、炎症のコントロールによる歯肉収縮も起こりにくく、改善の変化が乏しいことや、むしろ悪化する場合も多いです。患者さん自身も苦痛を伴うため、必ず歯周基本治療の事前説明を行い、信頼関係をしっかりと築くことが大切です。

歯周ポケットの減少

- 容易　浮腫性歯肉 ▶ 約2週間で変化し始める
- 困難　線維性歯肉 ▶ 時間と努力に傾注が必要

プローブの到達性

- 容易　浮腫性歯肉 ▶ 歯肉が軟らかいため、プローブがポケット底部にスムーズに到達する
- 困難　線維性歯肉 ▶ 経験の浅い術者は浅く測定しがちであるため、注意が必要

グレーシーキュレットの操作性

- 容易　浮腫性歯肉 ▶ 軟らかい内縁上皮ではスムーズに操作可能

【使用スケーラー】
- ヒューフレディ・ジャパンのグレーシーキュレット、オリジナルとミニファイブ（シャンクの硬さは柔軟なスタンダード）
- アメリカンイーグル XP

- 困難　線維性歯肉 ▶ 硬い線維性の内縁上皮を傷つけやすい

【使用超音波スケーラー】
- スプラソン P-MAX＋B.D.R. チップ
- オサダエナックハンドピース＋縁下用スリムタイプ

【使用スケーラー（仕上げ）】
シャンクの硬いリジットタイプのグレーシーキュレット

ルートプレーニング

- 容易　浮腫性歯肉 ▶ 滑沢に仕上がる

【使用スケーラー】
- シャンクの硬さは、柔軟なスタンダードのグレーシーキュレットミニ
- 仕上げは、LM グレーシーミニキュレット 15/16、17/18

- 困難　線維性歯肉 ▶ ざらつきが残りやすい

【使用スケーラー】
- シャンクの硬いリジットタイプのグレーシーキュレットミニ
- 仕上げは、LM グレーシーミニキュレット 15/16、17/18

図❿　浮腫性歯肉と線維性歯肉のSRPにおける難易度と使用するインスツルメント。グレーシーキュレットは確実にシャープニングしたものを使用する

【参考文献】
1）三上直一郎：歯肉を診る・歯肉を読む. 医歯薬出版, 東京, 2014：22-25.
2）加藤 熙：新版 最新歯周病学. 医歯薬出版, 東京, 2011.
3）ヒューフレディ・ジャパン：グレーシーキュレット イージーオーダーシート. https://www.hu-friedy.co.jp/sites/default/files/2022-10/HF-133J_0922_SS_EasyOrderSheet2022_ver02.pdf
4）ジーシー：アメリカンイーグル XP. https://www.gc.dental/japan/products/professional/steel-instruments-hand-sturment/sickle-scalers
5）白水貿易：LM インスツルメントカタログ. https://www.hakusui-trading.co.jp/wp-content/uploads/2020/05/230101-C.pdf
（参考文献のURLは2024年7月23日最終アクセス）

SRP 03 浮腫性歯肉のSRPの進め方は？

　本項では、臨床で治しやすい症例かどうかを判断するために、筆者が作成したチェックシートを紹介します。浮腫性歯肉の重度歯周炎症例を供覧し、チェックシートを活用しながら歯周基本治療の計画やSRPの進め方、施術時の注意点などを具体的に解説します。

【症例】 浮腫性歯肉の重度歯周炎

患者：65歳、女性。非喫煙、怖がりな性格
初診：2012年7月（図1）
主訴：4┃の歯ぐきが腫れた

　3年前から他院に通院中で、4┃は抜髄か抜歯と診断に至りましたが、麻酔で気持

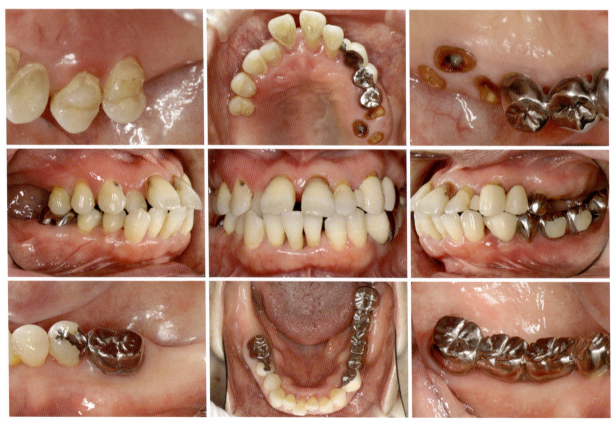

図❶a　65歳、女性。初診時（2012年7月）の口腔内写真

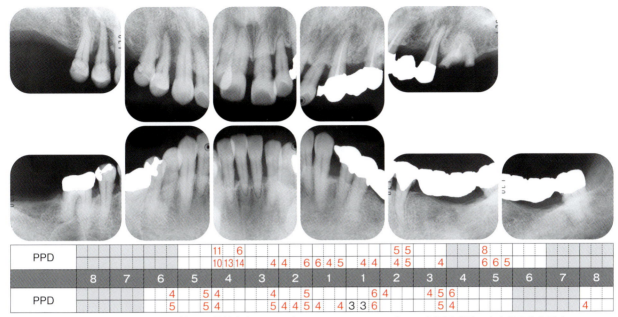

図❶b　同、デンタルX線写真および歯周組織検査表。PPD（Probing Pocket Depth）3mm以下は省略。赤字は出血を示す

ち悪くなったことが2回あったそうで、大学病院を紹介されました。しかし、母親の介護中でもあり、遠くて通院が困難であったため、当院を紹介され、受診となりました。受診の前日に37.5℃の発熱があり、腫れのピークだったようで、舌下腺が腫れてピリピリ痛むとのことでした。主訴の4|は、咬合性外傷を伴う急性炎症のため、炎症（プラークコントロールの確認）と力（TCH［Tooth Contacting Habit］の確認と早期接触の除去）のコントロールを行いました。

治しやすいか？　歯科衛生士チェックシート（図2）[1]を活用

　デンタルX線写真、歯肉の状態、プラークリテンションファクターなどの3つに分けて口腔内を観察し、治しやすい症例かどうかを評価します。その際、SRPを難しくさせる要素を含む「治しやすいか？　歯科衛生士チェックシート」（図2）[1]を活用し、治療計画を考えます。本症例で用いた場合のチェックポイントを挙げます。

1．デンタルX線写真

　①骨欠損部位は水平性が全歯、垂直性は4|（根尖に及ぶ骨欠損のため予後不良）および|25、2̄+1̄に認められ、②歯根近接は2̄1̄間にみられ、③ルートトランクは6̄|が短いことがわかります。また、④根分岐部病変は|6̄に残根が認められ、⑥欠損部位は7̄6̄|4̄7̄、7̄|6̄7̄で、その原因はう蝕によるものです。⑧不適合補綴物は|3̄5̄と4̄5̄8̄|のブリッジ、|6̄のフルキャストクラウンに認められます。⑩う蝕は5̄+3̄5̄6̄にみられます。⑪治癒形態を観察では、骨縁下ポケットは|25と

デンタル X 線写真のチェックポイント

① 骨欠損部位
　水平性　（部位　　　　　　　　　　　）　　垂直性　（部位　　　　　　　　　　　　　）　　混合性　（部位　　　　　　　　　　　　　　）
② 歯根近接
③ ルートトランクが短い・エナメル滴・エナメル突起・樋状根
④ 根分岐部病変　（部位　　　　　　　　　　　　　　　　　　　　　　　　　　　　　　）
　根分岐部病変部の歯周ポケット（水平性・垂直性・混合性）
⑤ 近遠心などの骨レベル（高さ）の違い
⑥ 欠損がある場合は、なぜ欠損になったか
　う蝕　（部位　　　　　　　　　　　　　　　　）　　歯周病　（部位　　　　　　　　　　　　　　　　　　　）
⑦ 対合歯が挺出しているか
⑧ 不適合補綴物（歯冠形態・オーバーハング）
⑨ 根尖形態が丸い・歯根膜腔拡大（咬合性外傷による）・動揺度
⑩ う蝕（根面う蝕）・セメント質変性・セメント質剥離
⑪ 治癒形態を観察　デンタル X 線写真部位・PPD 値
　骨縁下ポケット　（部位　　　　　　　　　　　　　　　　　　　　　　　　　　　　　）・（PPD　　　　　　　mm）

歯肉のチェックポイント

⑫ 色（ピンク・赤・暗赤）
⑬ 形態（腫脹・堤状隆起［口呼吸］・凹状・クレーター歯間乳頭・クレフト・フェストゥーン・2 つの歯間乳頭*1・
　付着歯肉幅が少ない・口腔前庭異常・小帯高位置付着・可動性歯肉）
⑭ 浮腫性　（部位　　　　　　　　　　　　　　　　　　　　　　　　　　　　　　　　　）
　軟らかい・易出血・水平骨吸収・若年層から多い・早い進行 →【シュリンゲージ（収縮）して良好な経過が多い】
⑮ 線維性　（部位　　　　　　　　　　　　　　　　　　　　　　　　　　　　　　　　　）
　硬い・出血量が少ない・垂直性骨吸収・中年以降・遅い回復 →【残存ポケットから外科処置適用が多い】
⑯ 混合性　（部位　　　　　　　　　　　　　　　　　　　　　　　　　　　　　　　　　）
　線維性で炎症要因のある口腔、かなり病態が悪化している、骨吸収が著しい →【時間と努力の傾注が必要】

プラークリテンションファクターなどのチェックポイント

⑰ 歯列不正（舌側傾斜・近遠心傾斜）・食片圧入（コンタクト）
⑱ 最後臼歯（智歯）
⑲ プラーク*2（L・M・H）
⑳ 歯石（L・M・H）
㉑ 器用さ（よい・あまりよくない）
㉒ 出血（モチベーションに繋がる・治りやすい）

図❷　筆者が歯科衛生士 1 年目のときに作成した SRP を難しくさせる要素を含む「治しやすいか？　歯科衛生士チェックシート」。
＊1：唇（頬）側と舌（口蓋）側の両方に歯間乳頭がある状態を指す。＊2：プラークは初発因子

　　$\overline{2+1}$ に認められ、PPD は 4 〜 8 mm でした。

　このような結果から、歯根近接部位および不適合補綴物部位にはグレーシーキュレットの到達、操作はやや難しく、超音波スケーラーの歯肉縁下用チップの併用が望ましいと考えました。それ以外の歯周ポケットには、グレーシーキュレットの到達、操作は容易であると考えました。

2．歯肉

⑫色は全顎的に浮腫性炎症があるため、辺縁歯肉は赤色を呈しており、上顎前歯部口蓋側辺縁歯肉と4|に著しい発赤がみられました。⑬形態は上顎前歯部口蓋側辺縁歯肉と4|の腫脹、上顎前歯部口蓋側面に堤状隆起（口呼吸による）がみられ、1|1間の歯間乳頭は凹状でした（歯間ブラシの使用により歯肉縁下歯石が見えるほどに歯肉が収縮）。このように、歯肉が軟らかい浮腫性歯肉ではグレーシーキュレットの到達、操作は容易であると考えました。さらに、堤状隆起の重度の炎症により、SRP後の改善には時間がかかるが、プラークコントロールさえ徹底できれば、浮腫性歯肉でシュリンゲージ（収縮）しやすいため、治しやすいと評価しました。

3．プラークリテンションファクターなど

⑰歯列不正・食片圧入（コンタクト）はブリッジ以外の天然歯にみられ、⑲プラークは歯根露出歯頸部に多く付着しており、⑳歯石は歯肉縁下にやや多く付着していました。㉑器用さはよく、㉒出血はしやすい（治りやすい）です。これらの因子は、セルフケアへのモチベーションに繋がりやすいと考え、食片圧入の対策として歯間ブラシの導入を説明し、患者さんが意欲的に行動しやすいように対応します。

セルフケアの確認

歯周基本治療中のセルフケアは、1日3回（朝昼夜）各1分間ほど、他院で勧められた歯間ブラシも使用し（TBI［Tooth Brushing Instruction］は受けていない）、習慣化されていました。とくに、1|1の歯間乳頭は、やみくもに歯間ブラシを使い続けた様子がうかがえるほどに歯肉が凹状に収縮し、本来なら見えない歯肉縁下歯石が露出していました。毎月健診を受けていましたが、よくならなかったとのことでした。今後は、歯周病の進行を少しでも遅らせるために、歯磨きの仕方が重要であると気づいてもらうことを目的に口腔内の状態を説明したところ、患者さんから「ブラッシング方法を教えてほしい」と希望されました。

セルフケアの確認とSRP、再SRP、再評価検査も含めた来院回数や期間については、歯周ポケットの深さと術者の技術力を考慮して多めに伝え、15回以上は通院が必要かもしれないことを理解してもらいました。しっかり噛めるように治療するには、年単位の通院を考えたほうがよいことを伝え、納得されました。

浮腫性歯肉への対応

プラークが落とせて辺縁歯肉の炎症を改善でき、数mmほど歯肉が収縮するのを目標に、磨く回数や時間、実施のタイミングなど、患者さんに合った方法を一緒に見つけます。初診の時点で、1|1の歯間乳頭は目標に到達し、歯肉縁下の歯石が見え、

歯周ポケットが消失しつつあるため、SRPのタイミングと捉えます。ただ、歯間乳頭が凹状になっているため、クリーピングを目指し、これ以上歯肉を下げないように超音波スケーラーはパワーを弱めて時間をかけて行い、グレーシーキュレットは内縁上皮を傷つけないように操作し、歯間ブラシの使い方には工夫が必要です。

浮腫性歯肉のSRPの進め方

　まずは、プラークコントロール向上のためにセルフケアを約2週間継続し、炎症が減少し始めることを目標にします。このとき、歯ブラシのみの使用を基本として緩やかな歯肉収縮を期待します。歯間ブラシは極力控えめにし、歯肉縁下1mm以内までの歯肉縁上のスケーリングを行います。

　浮腫性歯肉は念入りなブラッシング、中途半端な歯肉縁下歯石の除去、積極的な歯間ブラシの使用などにより、歯肉が急激に硬く引き締まりすぎることがあり、SRP時にグレーシーキュレットを歯肉縁下に挿入しにくく、操作も制限されて痛みを伴いやすくなります。その結果、ポケット底部の歯石を除去できずに麻酔を併用したり、時間がかかったりしてしまうため、注意が必要です。

本症例の経過

1．SRP

　頬側・歯間部は初診時からすでに辺縁歯肉の炎症が落ち着いていたため、上顎やキートゥースである5 3|5を一部含む3～1|のSRPをただちに行いました。歯石の量や大きさは、超音波スケーラーを使うほどではなかったため、筆者はChapter 4-02で紹介したグレーシーキュレットのオリジナルとミニファイブのスタンダードを使用しました。

2．SRP後の歯間ブラシは積極的に使用

　SRP後のTBIでは、歯石を除去できた手応えを実感した部位のみ、歯間ブラシのLサイズで丁寧に歯肉に沿わせるように当て、プラークコントロールに最も効果的な就寝前には、最低でも1ヵ所10～20回くらいの積極的な使用を1週間は継続し、就寝前以外に使用する場合は、使いすぎないように1ヵ所2～3回に留めるように説明しました。その後は、就寝前のみ半分くらいの使用回数（1ヵ所5～10回）に減らし、歯肉が後退しすぎないように丁寧な当て方を再確認しました。また、1|1の歯間部にも同じ対応を行いました。

3．再評価時（図3）、再SRP後（図4）

　歯周基本治療を始めてすぐに主訴の4|を抜歯しました。セルフケアの確認を含めて5回に分けて全顎のSRPを行いました。再評価後の再SRPは2回で終了し、患

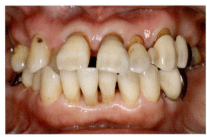

PPD																		4						4	4			
	8	7	6		5		4		3		2		1		1		2		3		4		5		6	7	8
PPD				4		4		4					4 5			4 4	4 4									

図❸ 再評価時（2013年4月）の口腔内写真および歯周組織検査表。PPD 6 mm以上の割合が0 %（初診より−10.3%）に改善した

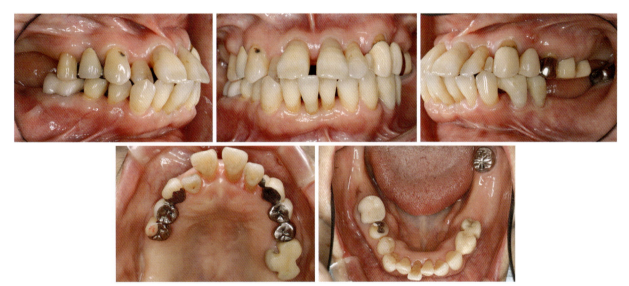

図❹ 再SRP後（2014年8月）の口腔内写真。全歯でPPD 3 mm以下に改善

　者さんの熱心なブラッシングによるプラークコントロールの向上で炎症は改善し、通院回数は当初の予定より少なく済みました。

　再SRP後の歯肉は全顎的な浮腫性の炎症が改善してピンク色になり、上顎前歯部口蓋側面の堤状隆起（口呼吸によるもの）の消失を認めました。1|1の歯間乳頭は凹状でしたが、適切なSRP、歯ブラシと歯間ブラシの使用によりクリーピングしました。その後、根管治療、歯科矯正治療、補綴治療を行いました（図5、6）。

4．SPT時（図7、8）

　2019年8月にいったんSPTに移行し、2021年11月に歯根破折により|5を抜歯、2022年5月に6|のサイナストラクトと根分岐部病変により、歯周外科治療を行いました。現在は初診より11年経過しましたが、歯周炎の再発を防げており、歯肉の健

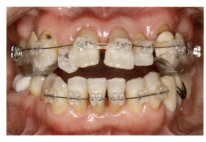

図❺ 治療時（2015年1月）の口腔内写真。歯周組織の状態が健康であったため、歯科矯正治療を順調に進められた

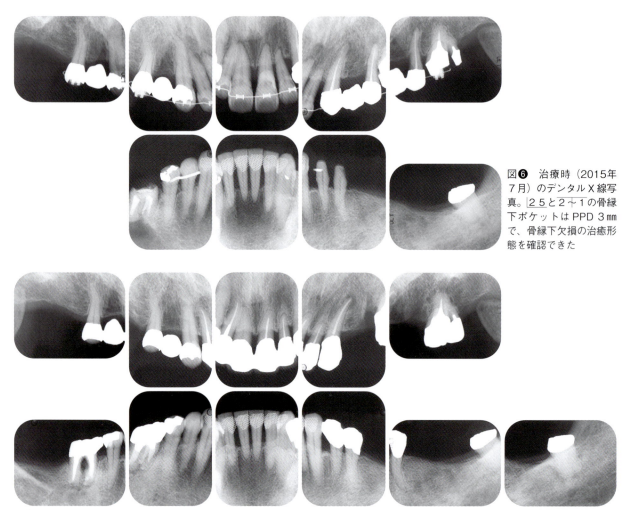

図❻ 治療時（2015年7月）のデンタルX線写真。2 5と2⏋1の骨縁下ポケットはPPD 3 mmで、骨縁下欠損の治癒形態を確認できた

図❼ SPT時（2021年12月）のデンタルX線写真。歯槽頂部歯槽硬線の明瞭化が認められ、6⏌根分岐部病変以外は歯周病が安定した

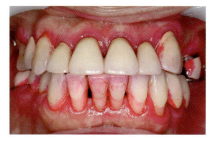

図❽ SPT時（2023年3月）染色後の口腔内写真。粘着性のプラークの付着が認められるが、以前より歯頸部のセルフケアが向上し、歯周病は安定

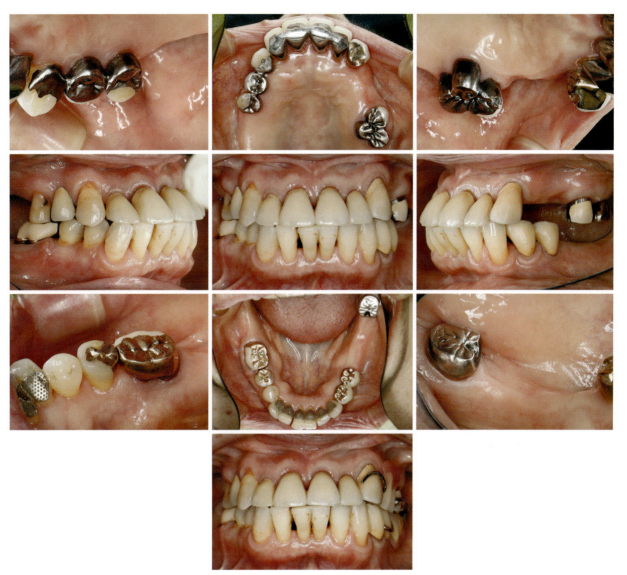

図❾ 最新SPT時（2023年6月）の口腔内写真。夜間に口が開いており、乾くとのことだが、セルフケアの習慣化により、上顎口蓋側の辺縁歯肉は健康な状態を現在も維持できている。PPD 6㎜の 6| 根分岐部病変を除き、PPDは3㎜以下を維持

康な状態を維持できています（図9）。

浮腫性歯肉の患者さんは、炎症が強い場合には治しにくいと考えがちですが、プラークが初発因子であるため、その炎症のコントロールに成功すれば、早期に歯肉収縮が起こり、SRPは進めやすく、治しやすいことが多いと感じます。

【参考文献】
1）片山奈美，村松利安：DH Eyes 歯周基本治療の再評価で何をみる？ 何を知る？（後編）―歯科衛生士の立場で考える再評価の視点. 日本歯科評論，80(11)：135-143, 2020.

04 線維性歯肉のSRPの進め方は？

　本項では、線維性歯肉の重度歯周炎症例を供覧し、実際に筆者が歯科衛生士1年目から活用している「治しやすいか？　歯科衛生士チェックシート」（以下、チェックシート：前項参照）[1]を用いて、歯周基本治療の計画、SRPの進め方や施術時の注意点などを具体的に解説します。

【症例】 線維性歯肉の重度歯周炎

患者：44歳、男性

初診：2007年10月（図1）

喫煙歴：あり（1日15〜20本）

性格：美意識が高い

主訴：右上の前歯が腫れてグラグラする

　主訴の2|は咬合性外傷を伴う急性炎症のため、炎症（プラークコントロール）の確認と力（TCH［Tooth Contacting Habit］の確認と早期接触の除去）のコントロールを行いました。

　喫煙は、20代のころから1日15〜20本でしたが、美意識が高く、セルフケアはいつも唇・頬側の歯のステインを気にして熱心に磨いていました。1|は早期接触による咬合性外傷で骨欠損が進行し、動揺が増したため、2008年の5月に抜歯となりました。その後、う蝕治療、根管治療、部分矯正治療、インプラント、補綴治療を行いました。

治しやすいか？　歯科衛生士チェックシートを活用

　デンタルX線写真、歯肉の状態、プラークリテンションファクターの3つに分けて口腔内を観察します。本症例では、治療計画を考えるときなどに筆者が実際に使用しているチェックシート（Chapter 4-03 図2［P.96］）の原本に情報を記入し（図2）、治しやすい症例かそうではないかを評価しました。チェックシートで情報を整理したところ、線維性歯肉（喫煙による有害物質、咀嚼時や歯ブラシの刺激などによる歯肉の角化）と根分岐部病変や骨縁下欠損、歯列不正など、多くの炎症の修飾因子があり、時間と努力を傾注しても治しにくい症例であると評価しました。

102　Chapter 4　SRPの進め方

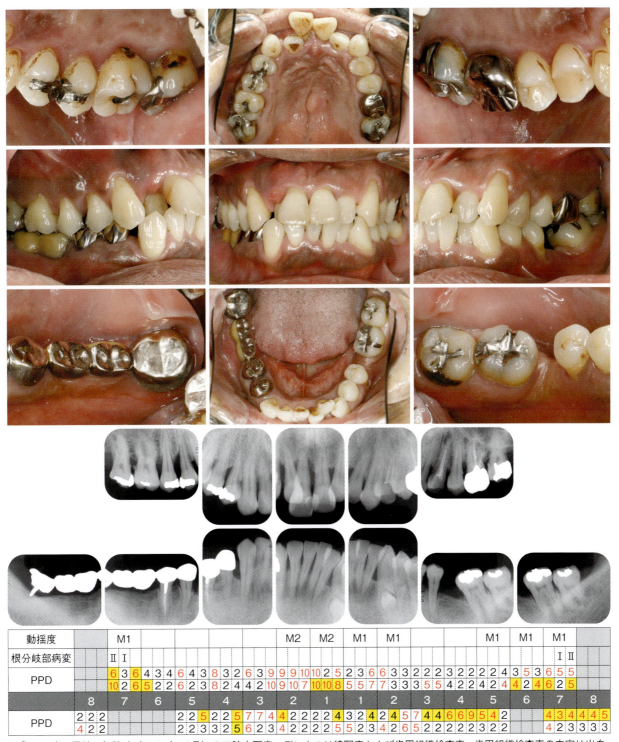

図❶ 44歳、男性。初診時（2007年10月）の口腔内写真、デンタルX線写真および歯周組織検査表。歯周組織検査表の赤字は出血、黄アミは排膿を示す。線維性歯肉では、デンタルX線写真を確認するまで実際の骨欠損量を推測するのは難しい

04 線維性歯肉のSRPの進め方は？

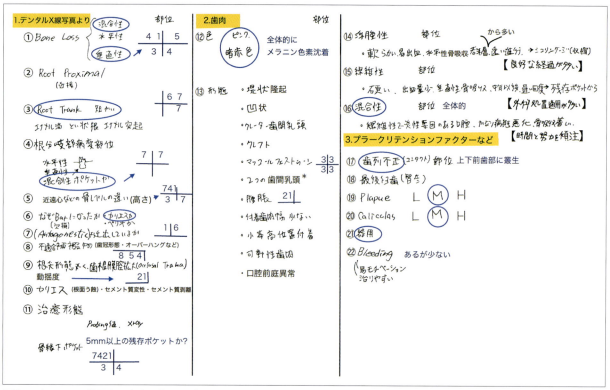

図❷ デンタルX線写真、歯肉の状態、プラークリテンションファクターに分けて口腔内を観察する。筆者が歯科衛生士1年目に作成した「治しやすいか？ 歯科衛生士チェックシート」の原本。本症例の情報を書き込んだ（青字）

セルフケアの確認

1日2回、朝と夜に3分くらい、電動歯ブラシを使用していました。審美的に気になる唇・頰側には、オーバーブラッシングによるマッコールのフェストゥーンが上下左右の犬歯にみられ、また、舌、口蓋側や臼歯部に多量のプラークの付着が認められました。

全身に害を及ぼす喫煙は、歯周病の進行や改善に悪影響を与えることを説明したところ、「いままで気にしたことがなかった」とのことでした。患者さんは、「すぐには禁煙できないが、少しずつでも本数を減らしていきます」と話されました。

線維性歯肉への対応

線維性歯肉は、プラークコントロールを向上させ、SRPを行っても、炎症の消失による歯肉収縮が起こりにくいため、4〜5mmの残存歯周ポケットがあっても予測どおりのよい結果だと事前に説明します。さらに、残存歯周ポケットを改善させるためには、外科処置の適応が多いことも理解してもらいます。

動揺度									M1		M1	M1				M1	M1	M1		
根分岐部病変		I I																I I		
PPD		9 4 5	4		4	6	4	5 4			5 6		4		5 5 5	6 4 5			
PPD		6	4 6	4 5	4 6		4	6 5		4 5		6	4		5	4 7	4 5 6		
	8	7	6	5	4	3	2	1	1	2	3	4	5	6	7	8			
PPD					5 6			4 4				4 4	8 4			4 4 5			
PPD				5 5	5			4 5		4 5		8 5			4		4		

図❸　再評価時（2009年8月）の歯周組織検査表。PPD（Probing Pocket Depth）3mm以下は省略。PPD 6mm以上の割合が9.4%（初診より−14.9%）、BOP（＋）は22.4%（初診より−22%）、排膿0%（初診より−20.1%）に改善した

線維性歯肉のSRPの進め方

　歯肉縁下1mm以内までの歯肉縁上のスケーリングを行う前に、まずは歯石の再沈着防止を目的に、歯ブラシのみを基本の清掃用具とし、プラークコントロールの徹底を図ります。本症例は、もとから歯肉が硬いため、歯間ブラシを積極的に使用すると歯肉が硬く引き締まりすぎることがあるため、使用を控えめにし、SRP時にグレーシーキュレットの挿入が困難にならないようにします。

　歯肉縁下に挿入可能な超音波スケーラーはパワーを徐々に上げて使用します。線維性歯肉の症例では歯石が強固に沈着しているため、やや強めで行うことが多いです。超音波スケーラーやグレーシーキュレットでSRPを行う際は、1mmでも歯周ポケットが収縮することを期待し、剝がれた肉芽様の内縁上皮の除去を徹底して行います。

本症例の経過

1．SRPのタイミング

　線維性歯肉は変化が乏しいため、プラークコントロールの改善が認められれば、順次SRPを行います。SRP後は積極的に歯間ブラシを使用します（Chapter 4-03参照）。歯周炎の進行を遅らせることを目標に、審美的な観点からモチベーションを保つように努めました。

2．再評価時（図3）

　全顎的な排膿は改善しましたが、チェックシートの評価とほぼ同じく、骨縁下ポケット、根分岐部病変や歯列不正（上下前歯の叢生）部位に5mm以上の歯周ポケットが残存したため、再SRPを行いました。埋伏歯があるため、4の深い歯周ポケットには外科処置を行いましたが、改善が難しいと判断しました。

3．SPT時（図4～7）

　SPT中は、ナイトガードの装着を勧めていましたが、中断してしまい、2017年

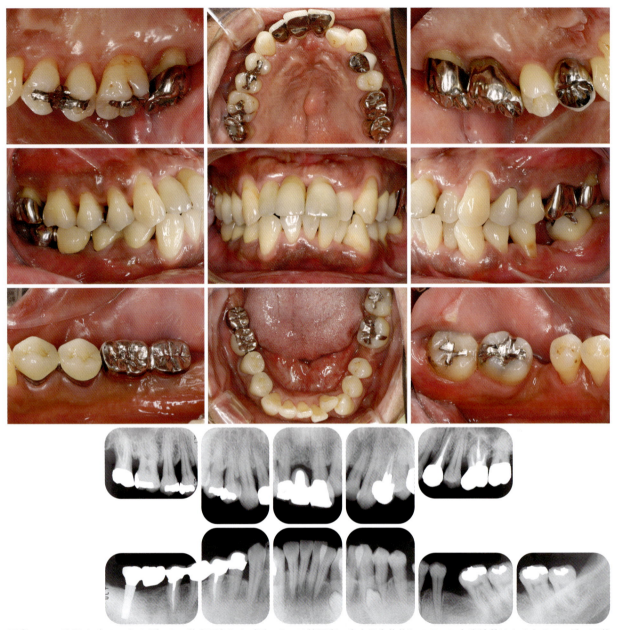

図❹ SPT 移行時（2011年２月）の口腔内写真およびデンタルＸ線写真。歯肉は全体的にメラニン色素沈着はあるものの、舌・口蓋側も含め、ややピンク色に引き締まった。デンタルＸ線写真では、骨縁下ポケットを含め、歯周組織の安定の目安である歯槽頂部歯槽硬線の明瞭化が認められた

　11月には|4に３ヵ所のサイナストラクトを認め、歯根にマイクロクラックが疑われました。その後、完全に歯根破折して2022年７月に抜歯となり、同年11月にブリッジがセットされました（図６）。

　現在も喫煙状況は変わっていませんが、初診から16年経過し、３〜４ヵ月ごとの

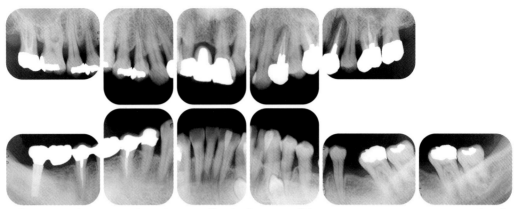

図❺ SPT時（2019年6月）のデンタルX線写真。2～4|6、|4のクリニカルアタッチメントレベル（CAL）は減少したが、それ以外は初診時から維持できている。|4に3ヵ所のサイナストラクトが認められ、歯根にマイクロクラックが疑われた

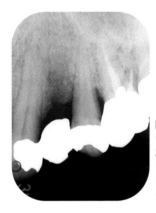

図❻ |4抜歯後（2022年12月）のデンタルX線写真。|4は完全に歯根破折して2022年7月に抜歯となり、同年11月にブリッジがセットされた

SPTに継続して来院されています（図7）。セルフケアは甘くなり、残存歯周ポケットに歯石の再沈着を認め、TBIと再SRPを頻繁に行っています。

　喫煙を伴う線維性歯肉では、SRPで歯石を完全に除去できたとしても、歯周ポケットを3mm以下に改善することは難しいと感じます。しかし、残存歯周ポケットがあっても落胆せず、現状維持をよいことと捉え、セルフケアとSPTの来院へのモチベーションに繋げられれば、長期間にわたって歯周炎の進行を遅らせられると考えています。

【参考文献】
1）片山奈美，村松利安：DH Eyes 歯周基本治療の再評価で何をみる？ 何を知る？（後編）―歯科衛生士の立場で考える再評価の視点．日本歯科評論，80(11)：135-143, 2020.

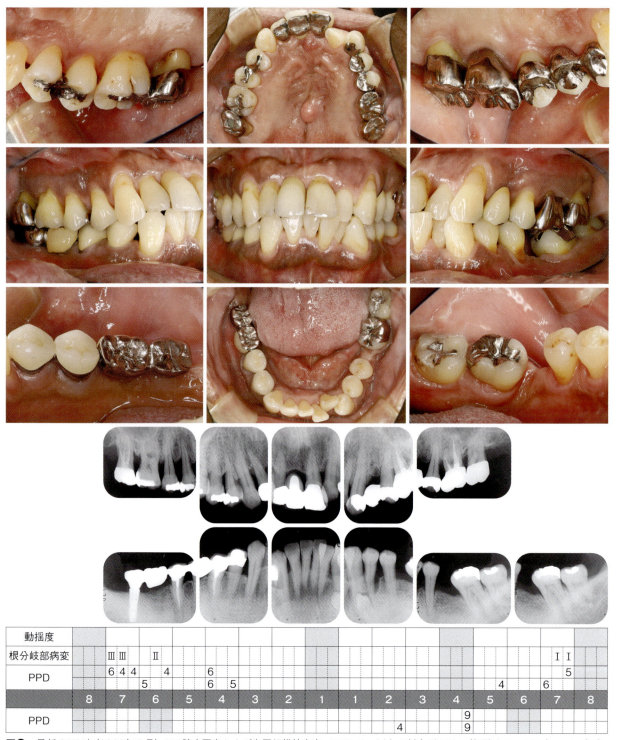

図❼ 最新SPT時（2023年6月）の口腔内写真および歯周組織検査表。PPD 6 mm以上の割合が4.3%（初診より－20%）、BOP（+）は0%（初診より－44.4%）、TBIと再SRPをSPT時に頻繁に行っている。プラークコントロールには波があるが、残存歯周ポケットはコントロールできている

Chapter【5】

X線写真と
プローブを活用した
歯根面の診査

01 ポケット底部の歯石を取り残さないコツは？

　SRP を行っても歯周ポケットが改善しないとき、歯周ポケット内に根面のざらつきや段差を感じ、それが歯石の残存なのか歯根形態によるものなのかがわからずに、どこまで器具を挿入すべきか、迷うことがよくあります。本項では、そのような場合の解決策を解説します。

　まず、ポケット底部がどこにあるのかをプローブを用いて確認します（**図1**）。その際、図1cのようにプローブで歯肉を根面から離し、歯石を乗り越えてポケット底部まで到達させます[1]。プローブがポケット底部にしっかりと届いているかどうかは、デンタルX線写真も確認しながら行います（**図2**）[2]。

炎症の状態を見る

　外縁上皮（辺縁歯肉）の炎症が改善しても、内縁上皮には炎症があるほうが器具の操作性がよく、ポケット底部まで届きやすいため、歯石を除去しやすいです。一方、内縁上皮の炎症が改善し、歯肉が硬く引き締まっている状態では、ポケット底部を探知しにくく、器具が届きにくいため時間がかかります。そのような場合には、麻酔を使用して SRP を行うことがあります。

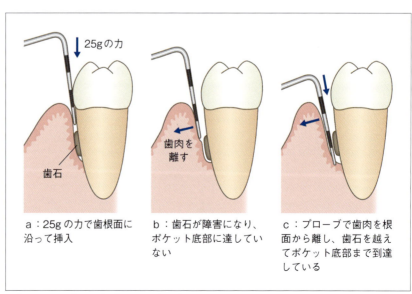

図❶ a～c　プローブを挿入する力と歯石がある場合の注意点

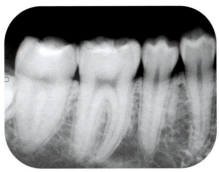

図❷a　デンタルX線写真正常像。セメント—エナメル境（CEJ）から歯槽骨頂（炎症によるが歯槽骨頂より1〜1.5mm上部）の垂直的な長さを確かめてから、アタッチメントレベル（AL）を予測する。7̲の近心がPPD 1mm、AL 0で歯周組織の破壊がないことがわかる

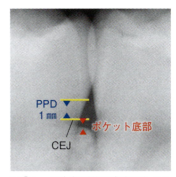

図❷b　骨欠損形態や炎症にもよるが、歯槽骨頂より1〜1.5mm上がポケット底部

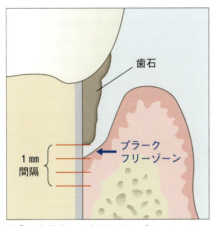

図❸　歯周炎には歯石の下にプラークフリーゾーンがあり、その下で炎症性細胞浸潤が起こり、上皮性付着と結合組織性付着が存在している。骨欠損形態にもよるが、生物学的幅径（歯周組織が恒常性を維持するために必要な組織）は約1mmずつ一定に保たれている

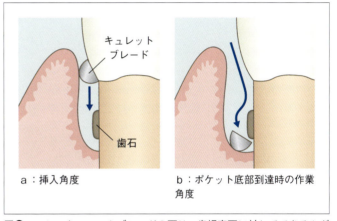

図❹a、b　キュレットブレードの面は、歯根表面に対してできるかぎり平行に挿入する。歯石と内縁上皮の隙間を移動させ、歯石の境界に届いたら軟組織付着の軟らかい弾力性の抵抗を感じる。そのポケット底部の隙間に1mmのプラークフリーゾーンがあるか、キュレットスケーラーを小刻みに上下させて探り当てる

プラークフリーゾーンまで器具が届いているかどうかが、成功の鍵！（図3、4）

　キュレットスケーラーを角度≦45°で挿入し、歯石を乗り越えてポケット底部の手前にあるプラークフリーゾーン[3]の1mmの隙間まで届いているかを確認します。その後、キュレットスケーラーを45°≦作業角度≦90°[4]にして側方圧をしっかりかけ、歯石を弾き取ります。狭くて深いポケット底は、ミニファイブかオリジナル（ヒューフレディ）を水平に挿入し、小刻みに器具を動かして歯石のざらつきにのみストロークを行います。大きい歯石が障害になるときは、超音波スケーラーで砕いてからキュレットスケーラーを挿入します。

【症例】

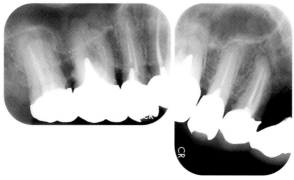 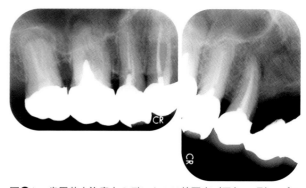

図❺a　59歳、男性。初診時のデンタルX線写真（2021年7月）。歯肉縁下に大きな歯石の塊が付着し、歯槽頂部歯槽硬線は不明瞭で骨縁下欠損が認められた（図5a、bはわたなべ歯科・渡辺 勝先生のご厚意による）

図❺b　歯周基本治療中のデンタルX線写真（同年11月）。プラークフリーゾーンを意識した筆者のSRPテクニックを受講してSRPを行い、数ヵ月で７６５|に歯槽硬線が出現。歯石が辺縁歯肉あたりに残っているため、再SRPを予定

【症例】プラークフリーゾーンに器具が届いていない？

　片山塾（https：//www.perio-d-katayama.com）を2021年1月から受講している歯科衛生士（太田 葵さん、卒後2年目）から、2021年10月にSRPを行った際、プラークフリーゾーンに器具が届いていないのではないかという質問があり、11月にデンタルX線写真を確認した症例を共覧します（**図5**）。

患者：59歳、男性

初診：2021年7月（図5a）

喫煙歴：過去に喫煙経験があるが、現在は非喫煙

　初診から4ヵ月が経過し、SRP後数ヵ月経ったころにデンタルX線写真を確認すると、７６５|に歯槽硬線の出現が認められました。歯石はまだ歯肉辺縁あたりに残っていますが、再SRPでさらによくなると予測しました。

　この症例では、成功の鍵であるプラークフリーゾーンに器具が届き、その部分の歯石を取り残さずにSRPができ、プラークコントロールが向上したために炎症が減少しました。そのため、歯周病の進行抑制の目安となる歯槽硬線の出現が認められました。現在も歯周基本治療を継続していますが、今後の再評価検査でPPDがどのくらい改善されるか、期待しています。

【参考文献】
1）加藤熈：新版最新歯周病学．医歯薬出版，東京，2011：87.
2）片山奈美，斎田寛之：歯周基本治療のレベルアップPOINT 臨床記録の読み方、症例の見方、骨欠損の治し方．デンタルダイヤモンド社，東京，2019：29-30.
3）江澤庸博：一からわかるクリニカルペリオドントロジー．医歯薬出版，東京，2001：42.
4）Pattison AM, Pattison GL: Periodontal Instrumentation 2nd Edition. Prentice Hall, New Jersey, 1991: 143-144.

02 SRP後の残存歯石を確認する方法は？

SRP後は、歯肉縁下歯石の取り残しに不安を抱いてしまうことがよくあります。初診時やSRPが未経験の歯であれば歯石は塊状で、内縁上皮に炎症があり、プローブや探知用のスケーラーをプラークフリーゾーンまで挿入[1]しやすく、歯肉縁下歯石を簡単に判別できる場合が多いです。

しかし、SRP後のバーニッシュされた少量の残存歯石が一部分に残っている場合、みつけるのは困難になります。加えて、炎症が改善して歯肉が引き締まると、さらに判断が難しくなり、熟練の歯科衛生士が確認するか、歯科医師による外科処置が必要になります。

デンタルX線写真を確認！　歯冠・歯根のラインに着目

筆者は、歯肉縁下に残存歯石がないかどうかの判断のために、デンタルX線写真の歯冠・歯根のラインに着目し、SRP後の残存歯石が初診時と比較してどのように見えるかを確認しています。本項では、その方法と歯冠・歯根のラインを見極めるポイントを解説します。

ただし、デンタルX線写真のみで残存歯石を判別するのは難しいため、必ずプローブや探知用スケーラーを用いた根面探知での確認も並行して行いましょう。

歯石の付着がなければ鮮明な白いライン、モヤモヤとぼやけているのは歯石

歯石のタイプは壁状、塊状、粒状、板状などがあり、コンケイブや根分岐部病変部に入り込むものもあります。デンタルX線写真を用いて歯肉縁下の残存歯石の判別を行うには、歯冠・歯根のラインを見極めるのがポイントです。歯石の付着がなければ、歯冠・歯根のラインがくっきりとした鮮明な白い状態で見えます。反対に、モヤモヤとぼやけている場合は、歯石が付着しています。

【症例】良好な経過が得られた咬合性外傷を伴う重度歯周炎

1．初診時の所見とその後の対応

患者：51歳、女性

初診：2017年6月（**図1**）

喫煙歴：喫煙歴あり（20年前までの10年間に1日5本程度）

【症例】

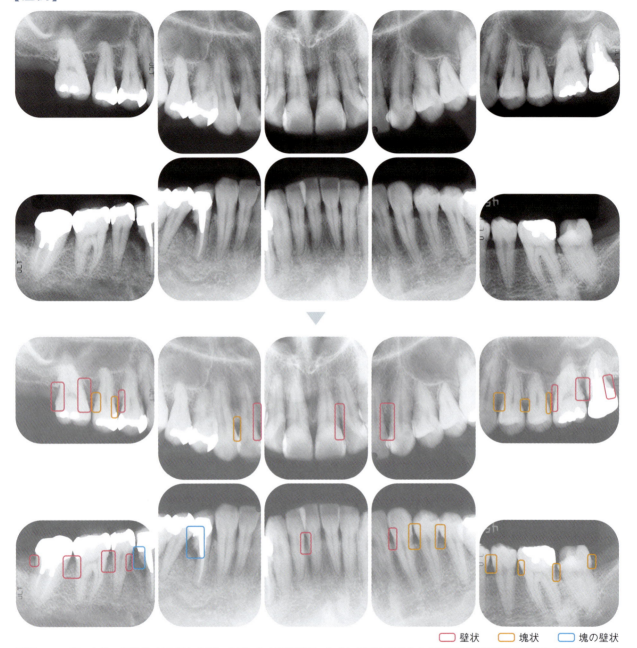

☐ 壁状　　☐ 塊状　　☐ 塊の壁状

図❶a　51歳、女性。初診時（2017年6月）のデンタルX線写真。とくに歯石沈着部位の歯槽頂部歯槽硬線は不明瞭で、歯周病が進行中であることが判断できた。歯肉縁下歯石の壁状、塊状の付着がみられたが、根分岐部病変は認められない

主訴：左下奥歯の詰めものが取れてズキズキ痛い

　初診時のデンタルX線写真では、歯肉縁下歯石の壁状、塊状の付着を確認しましたが、根分岐部病変は認められませんでした。

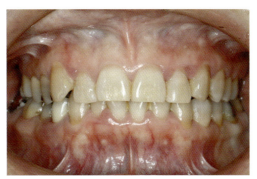

図❶b 同、口腔内写真。浮腫性歯肉、プラーク付着部位が多く認められたため、プラークコントロールの徹底を目標に歯周基本治療を開始した

動揺度 ペリオテスト値[2)]		M1 (17)	M2 (30)	M1 (13)		M1 (18)	M1 (11)	M1 (12)	M1 (15)	M1 (11)	M2 (25)	M3 (39)	M2 (28)	M2 (28)
PPD		4 3 6	7 3 5	4 3 3	3 2 5	6 3 4	4 3 3	3 2 5	5 3 7	7 3 5	5 3 4	4 3 7	6 3 7	6 7 5
		4 3 5	6 3 5	3 2 3	3 3 5	5 3 3	3 3 3	3 3 4	5 3 6	6 5 3	6 6 3	3 5 3	5 3 5	5 3 6	7 4 7
	7	6	5	4	3	2	1	1	2	3	4	5	6	7
PPD		5 4 5	5 5 4	4 3 4	9 9 4	3 2 3	3 2 3	3 2 3	3 3 3	3 2 3	3 2 3	3 3 6	5 3 5	5 4 5	4 4 4
		3 3 5	5 3 7	6 3 5	5 8 7	4 3 2	3 3 2	6 7 2	4 3 2	4 3 3	4 3 3	3 3 5	3 3 3	3 2 4	3 3 5
動揺度 ペリオテスト値	M1 (17)	M1 (21)	M2 (29)	M3 (44)		M1 (15)	M1 (10)							

図❶c 同、歯周組織検査表。PPD（Probing Pocket Depth）6mm以上の割合が16.0%、BOP（Bleeding on Probing）（＋）の割合が58.0%であった

　右上臼歯部にSRPを行うも、更年期障害で体調が悪く、しばらく様子を見ながら少しずつSRPを行うことを希望されました。そのため、プラークコントロールの徹底を目標に、歯肉縁上のスケーリングから進めることにしました。

　SRP時には、4̄は中央から遠心の歯周ポケットが9mmでBOP（Bleeding on Probing）（＋）を認め、遠心の骨欠損が歯根長1/2以上で動揺度3のため、予後不安歯と考えました。患者さんには、将来的に抜歯になる可能性が高いと説明しました。

　7̲については、長くもたせられるように、4̄とともに早期接触を観察し、必要なときに咬合調整を行いました。患者さんの協力のもと、炎症と力のコントロール[3)]を徹底的に行いました。

2．SRP後の経過

　初診時に予想していた以上に、7̲、4̄遠心の歯周ポケットや垂直的動揺が改善しました（図2）。また、骨欠損の進行抑制も確認でき、ひとまず安心であることを患者さんに伝えました。

　その後、補綴治療を進めてSPT（Supportive Periodontal Therapy）に移行し、

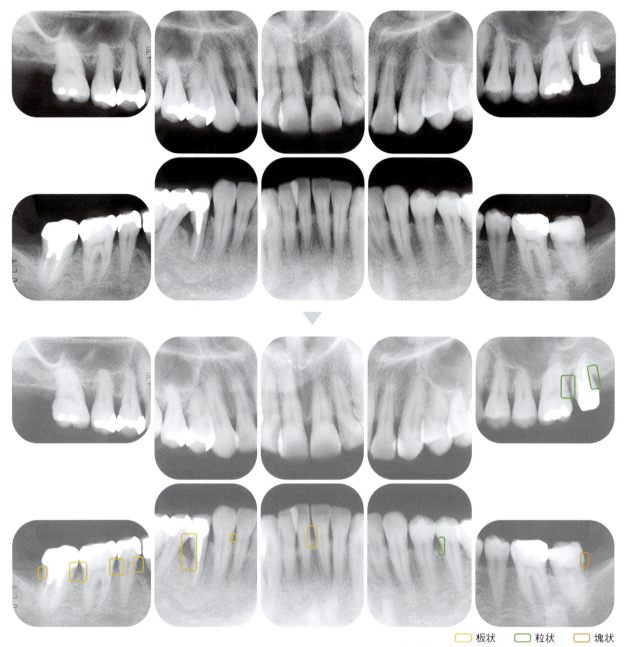

図❷a　再評価時（2018年6月）のデンタルX線写真プラークコントロールの向上で7┃、┃4遠心の歯周ポケットや垂直的動揺が改善したのがわかる。また、歯槽頂部歯槽硬線がわずかに確認でき、骨欠損の進行抑制も認められた

□ 板状　　□ 粒状　　□ 塊状

　患者さんの気長に通いたいという希望により、SPT時に再SRPを行うことにしました。

3．SPT移行後

　SPT時のデンタルX線写真では、5 6┃近遠心、7┃近心の歯根のラインがモヤモ

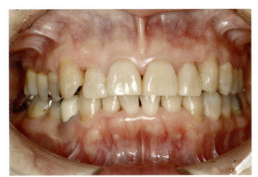

図❷b 同、口腔内写真。健康なピンク色の歯肉に改善したのがわかる

動揺度 ペリオテスト値		M1 (18)	M2 (25)	M1 (10)							M1 (23)	M2 (30)	M1 (11)	M2 (25)
PPD	3 2 1	2 2 3	2 2 3	2 2 2	2 2 2	2 2 2	2 2 2	2 2 2	2 2 1	2 2 2	2 2 3	3 2 3	5 5 2
	4 2 4	4 2 3	3 2 4	3 2 3	3 2 3	3 2 3	3 2 4	4 2 2	2 2 2	2 2 2	3 2 3	3 2 3	2 2 4	7 1 4
	7	**6**	**5**	**4**	**3**	**2**	**1**	**1**	**2**	**3**	**4**	**5**	**6**	**7**
PPD	4 2 2	3 3 2	2 2 2	5 4 2	2 1 1	1 1 1	1 1 1	1 1 1	1 1 1	1 1 1	2 2 2	2 2 2	2 2 2	2 3 2
	5 2 3	2 1 2	2 2 2	4 1 2	2 1 1	2 1 1	1 1 1	1 1 1	1 1 1	1 1 1	2 2 1	2 1 1	3 2 3	2 3 2
動揺度 ペリオテスト値		M1 (14)	M1 (14)	M2 (25)										

図❷c 同、歯周組織検査表。PPD 6mm以上の割合が0.6%、BOP（−）、動揺度がMillerの分類で1度ほど減少

ヤぼやけているのを確認できます（図3、4）。

同部位は残存歯石を疑って再々SRPを行う予定です。経過が良好なため、歯肉が健康に引き締まったことによってスケーラーを挿入できなければ、無理にSRPは行わず、経過観察とすることにしました。

|6̲遠心、|7̲近心の歯根のラインがモヤモヤとぼやけているのは根面う蝕が原因でした。そのため、フッ化ジアンミン銀（サホライド）を塗布してプラークコントロールの確認を行い、経過観察中です。

●

SRP後に残存歯石、オーバーインスツルメント、歯根形態、セメント質剝離、根面う蝕などの判断が不安なときは、初診時からの経過をデンタルX線写真で比較すると、一気に解決できることがあります（図5）。

【参考文献】
1）片山奈美：ポケット底部の歯石を取り残さないコツは？．DHstyle，16(2)：30-31，2022．
2）片山奈美，斎田寛之：歯周基本治療のレベルアップ POINT 臨床記録の読み方，症例の見方，骨欠損の治し方．デンタルダイヤモンド社，東京，2019：34-39．
3）片山奈美：歯周基本治療で骨縁下欠損の改善がみられた広汎型重度慢性歯周炎症例．日本臨床歯周病学会誌，35(1)：133-138，2017．

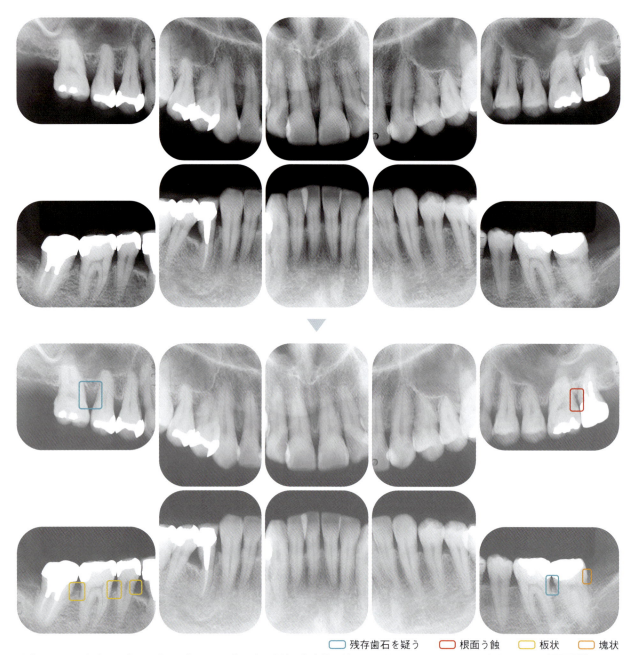

図❸a　SPT時（2021年10月）のデンタルX線写真。歯槽頂部歯槽硬線の明瞭化が認められたが、残存歯石のある7̄ 6̄ 5̄|7̄、歯槽頂部歯槽硬線がやや不明瞭な6̄ 5̄|間にプラークコントロールの確認と再々SRPを検討する予定。|4̄近心の丸い骨欠損像もセメント質剥離か、歯根のマイクロクラックを疑い、プローブで根面探知を行う予定。|6̄遠心、|7̄近心の歯根のラインがモヤモヤぼやけているのは、根面う蝕。フッ化ジアンミン銀（サホライド）を塗布し、プラークコントロールの確認を行って経過観察中

□ 残存歯石を疑う　□ 根面う蝕　□ 板状　□ 塊状

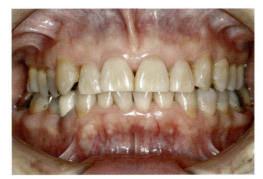

図❸b　同、口腔内写真

動揺度 ペリオテスト値																												M1 (23)			M1 (23)		
PPD	3	2	1	2	2	3	2	2	3	2	2	2	2	2	2	2	2	2	2	2	2	2	1	2	2	1	2	2	3	3	2	3	3	2	2
	3	2	2	3	2	3	3	2	3	3	2	3	3	2	3	3	2	4	2	2	2	2	2	2	3	2	3	3	2	3	2	2	4	3	1	4
	7			**6**			**5**			**4**			**3**			**2**			**1**			**1**			**2**			**3**			**4**			**5**			**6**			**7**		
PPD	4	2	2	3	3	2	2	2	2	3	3	2	2	1	1	1	1	1	1	1	1	1	1	1	1	1	1	2	2	2	2	2	2	2	3	2
	3	2	3	2	1	2	2	2	2	3	1	2	2	1	1	2	1	1	1	1	1	1	1	1	1	1	2	2	1	2	1	1	3	2	3	2
動揺度 ペリオテスト値																																

図❸c　同、歯周組織検査表

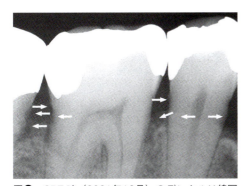

図❹　SPT時（2021年10月）のデンタルX線写真7̄6̄5̄の拡大図。白矢印が残存歯石。7̄近心と6̄近遠心のモヤモヤぼやけているものと、5̄近心の盛り上がり、および遠心の粒状に見えるものが残存歯石

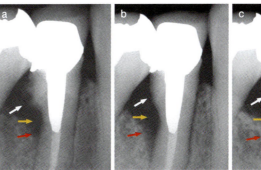

図❺　4̄の経過。白矢印は歯石、赤矢印は歯石が取れたセメント質を指す。黄矢印は、歯根形態に凹面があり、オーバーインスツルメントしたか不安でデンタルX線写真を確認した。セメント質剝離の可能性を疑い、経過観察中。a：初診時（2017年6月）、塊の壁状歯石を認める。b：再SRP直後（2018年8月）、歯石がとれてセメント質の鮮明な白いライン。c：SPT時（2021年10月）、歯石がなくセメント質の鮮明な白いライン。歯槽頂部歯槽硬線の明瞭化を確認

$_{SRP}$03 【 SRPを行う前にセメント質剝離を確認する方法は? 】

　大きなセメント質剝離がある場合、SRPを行うべきかどうかの判断に迷うことがあります。そのような部位は歯槽骨吸収の進行が早いため、SRPや外科治療を行っても、最終的に抜歯に至る症例が多いです。したがって、SRPを行う前にセメント質剝離を確認する方法を知っておく必要があります。歯科衛生士として、デンタルX線写真や歯周ポケットの有無、プラークの付着状況、歯肉の出血・排膿、プローブによる歯根面の凹凸の触知、口腔内写真の記録から、セメント質剝離を早期に発見できるようになりましょう。

　本項では、セメント質剝離の臨床的な特徴を理解する方法を紹介し、症例を通じて患者さんへの説明の仕方などについて解説します。

デンタルX線写真の見方

　筆者は普段、デンタルX線写真の近遠心の歯頸部付近や歯根付近に着目し、セメント質剝離片が存在しているかを調べています。セメント質剝離は初期段階での発見が難しく、状態が悪化してから近遠心でみつけられることがよくあります。

歯周ポケットの有無

　プラークコントロールが良好で歯肉が引き締まっているときは、セメント質剝離が存在しても歯周ポケット測定時にみつけられないことがあります。デンタルX線写真による観察を続けて初めてセメント質剝離をみつけられることもあるため、力の負担が疑われる場合には、必要に応じてデンタルX線写真による定期的な確認を行いましょう。

　また、SPT（Supportive Periodontal Therapy）中などに突如として形成された深い歯周ポケットは、セメント質剝離が疑われます。そのため、いきなりSRPをせず、プローブや探知用のスケーラーで歯根面の凹凸を触知し、さらにデンタルX線写真で確認しましょう。プラークの付着や歯肉の出血、排膿が認められる場合、まずはプラークコントロールを徹底しましょう。

プローブによる歯根面の凹凸の触知、口腔内写真の記録

　歯周ポケットへのSRP時にプローブや探知用のスケーラーで歯根面の凹凸を確

120　Chapter 5　X線写真とプローブを活用した歯根面の診査

【症例】

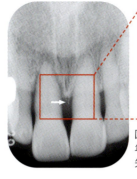
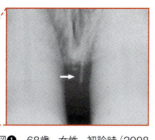
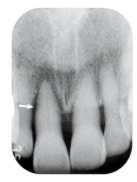

図❶　68歳、女性。初診時（2008年7月）のデンタルX線写真。白矢印：セメント質剝離

図❷　急性炎症による来院時（2009年6月）のデンタルX線写真。初診時と比較して、1|遠心の歯根に凹みが見られた（白矢印）。患者から、「このところストレスが多く、ずっと歯を食いしばっていた」という訴えがあった。1|はPPD 5〜6mm、BOP（＋）

認できるのに、硬い歯石を除去できるほどの一定圧をかけても歯石を除去できないときは、セメント質剝離を疑います。また、口腔内写真では、辺縁歯肉からセメント質剝離片が露出していないかをよく観察し、見つかった場合は必ず当該部にフォーカスした写真を撮ります。患者さんには、セメント質剝離片の写真を拡大して見せ、わかりやすく説明しましょう。

　プローブや探知用のスケーラーで歯根面の凹凸を確認し、セメント質剝離片の量や大きさからも程度を予測して、SRPが可能かを検討します。

【症例】急速に進行した咬合性外傷を伴う重度歯周炎

患者：68歳、女性

初診：2008年7月（図1）

喫煙歴：なし

主訴：7|の違和感と知覚過敏

　初診時の1|のデンタルX線写真からは、歯根膜腔の拡大、歯の挺出、動揺、セメント質剝離片が認められました。しかし、主訴である7|への対応とプラークコントロールの確認を行い、経過観察としました。

　翌年6月に、1|が咬合性外傷を伴う急性炎症を起こしたため、来院しました（図2）。炎症（プラークコントロール）と力（TCH［Tooth Contacting Habit］の確認と早期接触の除去）のコントロール、投薬を行いました。

1．歯周基本治療中の経過

　さらに1ヵ月後の7月に、炎症の改善を確認してSRPを行う予定で来院しましたが、1|の唇側にPPD（Probing Pocket Depth）12mm、BOP（Bleeding on Probing）（＋）の根尖に及ぶ歯周ポケットと膿瘍の形成が認められました（図3a）。歯科医師より、抜歯の必要性とブリッジでの対応を説明しましたが、患者さんはま

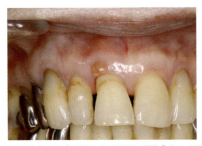
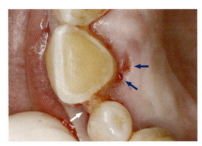
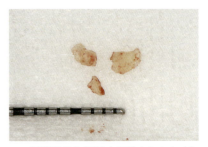

a：突如、1|唇側に歯周膿瘍が形成された。1|唇側遠心 PPD12mm、BOP（＋）

b：辺縁歯肉に露出したセメント質剥離片（白矢印）。青矢印はセメント質剥離片を除去した痕

c：麻酔下での SRP 中に除去したセメント質剥離片。歯根面には著しい凹凸を触知できたが、歯肉縁下歯石の存在はまったく認められなかった

図❸ a～c　歯周基本治療時（2009年7月）の口腔内写真およびセメント質剥離片

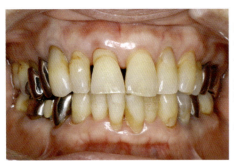
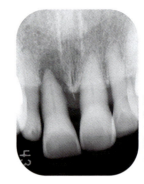

図❹　再評価時（2009年9月）の口腔内写真。1|の PPD12mm、BOP（＋）の歯周ポケットが、PPD 6mm、BOP（＋）に改善した。残存歯周ポケットはあるが、患者の希望により抜歯を選択せず、4ヵ月間隔で SPT を行った

図❺　他の部位のう蝕治療中（2011年10月）のデンタル X 線写真。1|の動揺が悪化し、根尖に及ぶ著しい骨吸収が認められ、脱落しかけていた

　だ抜きたくないと希望しました。そのため、プラークコントロールの確認と SRP、早期接触の除去として咬合調整を行いました（図3b、c）。

　その後、プラークコントロールは、不安定ながらも治療前より向上しました。9月の再評価時には、1|の残存歯周ポケットは PPD 6mm、BOP（＋）、Miller の動揺度分類で2度を認めました。患者さんは依然として抜歯を選択せず、4ヵ月間隔での SPT を希望しました（図4）。

2．SPT 中にう蝕が進行

　患者さんの希望どおりに SPT を続けていましたが、う蝕の進行が散見されたため、医療面接をしたところ、水の代わりにスポーツ飲料を薄めたものを毎日飲んでいたことがわかりました。これ以上う蝕を進行させないために、シュガーコントロールの必要性やう蝕リスクについて説明をしました。

　しばらくう蝕の治療が続き、2年後の2011年10月には1|の動揺が悪化し、著しい骨吸収が認められ、脱落しかけていました（図5）。それから1ヵ月後、患者さんはついに抜歯を決意されました（図6、7）。

　抜歯後、ブリッジが装着されてからも SPT を続けています（図8）。現在、患者

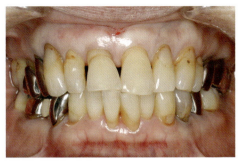 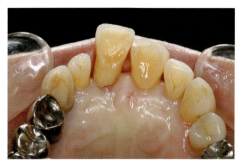

a：歯を食いしばる習慣をやめられず、我慢できないことがよくあったと、患者は自覚していた

b：口蓋側から見ると、著しい歯根挺出をはっきりと認めた

図❻a、b　1⏋の抜歯直前（2011年11月）の口腔内写真

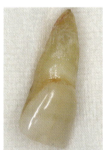 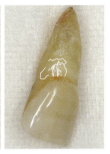 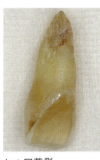 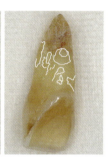

　　　a：唇側　　　　　　　　　　　　　　b：口蓋側

図❼a、b　1⏋の抜去歯。セメント質が剥離した凹みが多数認められた。白線は凹みを示す

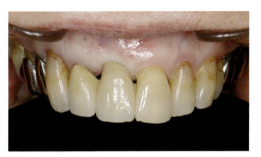

図❽　欠損部位にブリッジを装着した（2012年1月）

さんは84歳になり、プラークコントロールに波はありますが、ブリッジの動揺の変化にも注意しながら、TCHの観察とナイトガードで対応しています。

　臨床では、高齢の患者さんにセメント質剥離がよく見られます。当該部はオーバーインスツルメンテーションによって歯根面を削りすぎてできた凹みと勘違いしやすいため、慎重に調べて歯科医師と相談しながら対応しましょう。

Chapter 【6】

咬合性外傷の
観察と対応

咳合性外傷はどのように診ればよいの？

咳合性外傷の特徴を摑む

　咬合性外傷を伴う歯周炎は局所にみられますが、他の歯と同じようにSRPを行っても歯周ポケットが改善しにくいため、悩んだ経験のある方は多いのではないでしょうか。筆者もその一人で、もっと早くから咬合性外傷の診査・診断方法を理解していれば、早急に的確な処置を行えたと深く反省しました。

　本項では咬合性外傷の診方について取り上げ、症例を通じてわかりやすく解説します。

咳合性外傷の診断

　『歯周治療のガイドライン2022』[1]には、咬合性外傷の診断について、次のように記載されています。

　「咬合力により生じる深部歯周組織（セメント質、歯根膜、歯槽骨）の傷害であり、健全な歯周組織に過度な咬合力が加わり生じる一次性咬合性外傷と、歯周炎による組織破壊の結果、支持歯槽骨が減少して生じる二次性咬合性外傷に分けられる。咬合性外傷は1歯単位の診断名である。咬合性外傷が認められる歯において動揺度が1度以上あり、かつエックス線所見で歯根膜腔の拡大、骨吸収が認められる歯については、咬合性外傷と診断する」

　咬合性外傷の診断には、AAP歯周疾患の分類（1999年）の臨床およびデンタルX線写真による所見を必ず確認します（**表1**）。これらを正しく理解したうえで、歯科衛生士も患者さんの口腔内に咬合性外傷が生じていないかどうかを診ることは重要です。

炎症の初発因子はプラーク

　歯周基本治療として、プラークコントロールを徹底的に行うことが最も重要です。炎症の初発因子はプラークであり、これらのコントロールは簡単ではありません。しかし、プラークコントロールを継続できたら、たとえ改善しにくい歯周疾患でも、炎症の改善によって進行を遅くすることが可能です。

表❶　咬合性外傷の臨床およびデンタルX線写真による所見（参考文献[1]より引用改変）。以下のうち1つまたは複数が含まれる

臨床所見	デンタルX線写真による所見
□ 歯の動揺の増加 □ 早期接触 □ 著しい咬耗 □ 深い歯周ポケットの形成 □ 歯の病的移動 □ アブフラクション（楔状欠損） □ 歯の破折	□ 歯根膜腔の拡大 □ 歯槽硬線の変化（消失、肥厚） □ 骨の喪失 　（根分岐部、垂直性、全周性） □ 歯根吸収 □ セメント質の肥厚

表❷　歯周炎の進行と力の問題を診るポイント（参考文献[2]より引用改変）

パターン	歯周炎のタイプ	深い歯周ポケットの位置	改善しやすさ	進行の程度
炎症型	力の影響は少ない	おもに近遠心	炎症のコントロールで改善しやすい	速くないことが多い
咬合型	力の影響を疑って観察	頬舌（唇口蓋）側	炎症と力のコントロールで改善しにくい	速いことを疑う
	力の影響が大きいかを観察	根分岐部病変	炎症と力のコントロールでかなり改善しにくい	速いことを疑う
	力の影響が大きいと疑う	根分岐部病変（口蓋側）	炎症と力のコントロールでも改善が難しい	速いことが多い

歯周炎の進行と力の問題を診る

　筆者は普段から、池田雅彦先生（北海道開業）が提唱する「プロービングチャートから深い歯周ポケットが存在する位置により、炎症型か咬合型かを診査する方法（プロービングデプスパターン）」[2]を参考にしています。

▪ 炎症型：深い歯周ポケットがおもに近遠心のみに認められる場合は、炎症の影響が大きい

▪ 咬合型：深い歯周ポケットが頬舌側面や根分岐部病変にみられ、とくに後者が口蓋側面に認められる場合は、力の影響が大きいと考える

　上記の分類に筆者が歯周炎のタイプによる対応や、改善しやすさの目安、進行程度の傾向を加え、いままでの臨床に当てはめてよりわかりやすくした内容を表2にまとめました。筆者はこれを歯周炎の進行に力の問題が影響しているかの判断基準にしています。そうすることで、プラークコントロールの徹底とSRPだけでは改善しにくい部位があるかどうかを、歯科衛生士でも簡単に判断しやすくなります。

表❸　歯周炎の進行に力の影響、咬合性外傷との関連があるかの判断要素

①症状	咬合痛、咬合時の違和感、顎関節症などの有無
②口腔内所見	歯列不正、早期接触、欠損歯、不適合補綴物、ブラキシズム、日中のTCH（上下歯列接触癖）、舌のヘリや頬粘膜の歯の圧痕、咬耗、詰めものの周りが欠ける、エナメル質がチップする、骨隆起などの有無
③デンタルX線写真	骨欠損が水平性か垂直性か混合性か、根分岐部病変の有無
④患者さんの背景	ストレスの程度、喫煙、偏食、睡眠、全身疾患、飲酒の影響、服薬の副作用、硬いものの嗜好、ガムを噛む習慣など

●リスクファクターとの関連を診る

　前述の分類に加えて、**表3**に挙げる問題があるかを聴き取ったり観察したりして、歯周炎の進行に力の影響があるのか、咬合性外傷と関連があるのかを判断します。

　つまり、歯周炎の進行とリスクファクターとの関連を確認する必要があるのです。そして、その結果を踏まえて、患者さんと一緒に解決策を考えます。

　それでは、ここまで述べたSRP前に確認すべき咬合性外傷の診査のポイントを、実際の症例でどのように活用しているのかを解説します。

【症例】咬合性外傷を伴う重度歯周炎

患者：49歳、女性。派遣社員

初診：2016年10月　（**図1**）

喫煙歴：非喫煙者

主訴：右側上下の奥歯の咬合痛、歯肉の腫脹、冷温痛

歯科既往歴：他院に長期通院中、2年前に $\underline{6}$ を歯周炎により抜歯した。先週、クリーニング後に急な痛みが生じて $\frac{8}{8}$ の抜歯を勧められたが、抜歯を希望せずに当院に来院した。

1．デンタルX線写真

　デンタルX線写真では、49歳という若さにもかかわらず、上顎前歯部以外のほぼ全顎にわたって歯根長1/2以上の水平性骨欠損があり、大臼歯部および $\underline{4}$ に骨縁下欠損と歯肉縁下歯石、$\underline{6}$ にう蝕が認められました。

　歯槽頂部歯槽硬線は前歯部の一部および臼歯部において不明瞭で、根分岐部病変の頬側、口蓋側、舌側には深い歯周ポケットが認められました。また、開咬によって臼歯部にかかる咬合力が大きいため、力の影響が疑われました。さらに、動揺歯には歯根膜腔の拡大が認められ、$\frac{7}{4}$ は垂直的な動揺により、$\frac{8\ 7\ 6}{8\ 7\ 6\ 4}\bigg|\frac{7\ 8}{7}$ は咬合性外傷と診断されました。

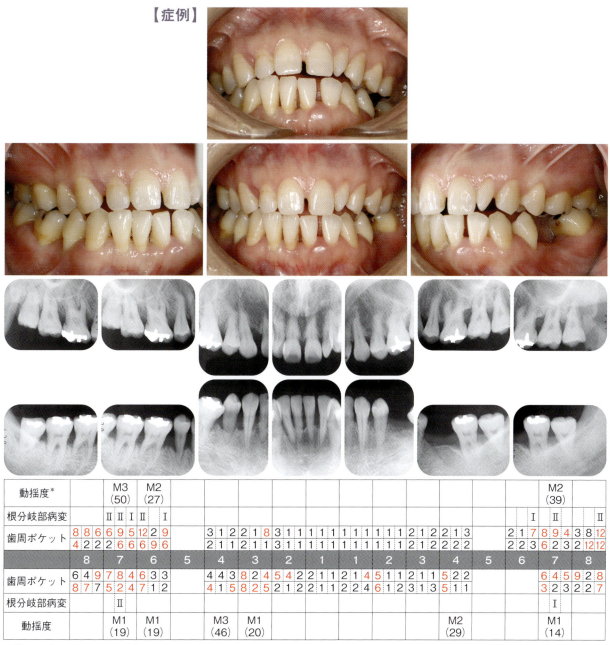

図❶ 49歳、女性。初診時（2016年10月）の口腔内写真、デンタルX線写真および歯周組織検査表。赤字：出血、＊（　）内：ペリオテスト値（1〜50）。おおよそ1桁台がMillerの分類の生理的動揺度に値し、10台が1度、20台が1〜2度、30台が2度、40台以上が3度に相当する

　本症例は、歯周炎を改善するのに時間と努力を傾注してもよい結果を得にくく、根分岐部病変を抱える大臼歯部を中心に、歯を失う可能性が高いと考えました。

2．歯周組織検査表から「炎症型」か「咬合型」かを判断する

　表1に示した判断基準に、プロービングポケットデプス（以下、PPD）とクリニ

表❹ 本症例における歯周炎の進行と力の問題を診るポイント （参考文献[2]より引用改変）

パターン	歯周炎のタイプ	該当部位	深い歯周ポケットとCALの位置	改善しやすさ	進行の程度
炎症型	力の影響は少ない		おもに近遠心	炎症のコントロールで改善しやすい	速くないことが多い
咬合型	力の影響を疑って観察	$\frac{8}{6\ 4}$	頬舌（唇口蓋）側	炎症と力のコントロールで改善しにくい	速いことを疑う
	力の影響が大きいか観察	$\frac{}{8\ 7}\Big|\frac{7}{7}$	根分岐部病変	炎症と力のコントロールでかなり改善しにくい	速いことを疑う
	力の影響が大きいと疑う	$7\ 6\big|8$	根分岐部病変（口蓋側）	炎症と力のコントロールでも改善が難しい	速いことが多い

カルアタッチメントレベル（以下、CAL）を加えることで、さらにわかりやすくなります。つまり、デンタルX線写真から近遠心のCALが深いのか、頬舌（唇口蓋）側面のほうが深いのかも追加してみています。たとえば、プロービング値でみた場合、$\overline{4|}$は頬側面のPPDが1㎜、近遠心のPPDが4～5㎜のため、炎症型となります。しかし、CALをデンタルX線写真から推測すると頬側面が約8㎜になるため、咬合型と考えます。歯周組織の破壊程度を的確に表せるCALの数値も取り入れ、実際に力との関連がある可能性を踏まえて診療にあたっています。

　これらを併せて、初診時に作成した6点法による歯周組織検査表をもとに、"歯周炎の進行と力の問題を診るポイント"としてわかりやすく**表4**にまとめました。臨床で毎回CALを測定するのは難しいため、デンタルX線写真の歯槽骨頂ラインとセメント-エナメル境（CEJ）が見えればそれを頼りに、CALが近遠心より頬舌側面のほうが深いのかをみて、力の影響を考えます。

3. 治療計画

　歯周基本治療を進めながら、開咬による臼歯部への咬合力の負担がどのくらい歯周組織破壊に影響を及ぼしているのかをみるために、$4\!+\!4$のマウスピースを作製し、力の問題を観察することにしました。また、$\overline{4|}$に著しい早期接触を認めたため、来院のたびに動揺度を確認しながら、咬合調整が必要と考えました。

　歯周基本治療が落ち着いたら、大臼歯部は根分岐部病変のため外科処置が必要で、連結補綴を検討し、開咬には歯科矯正治療を計画しました。

　表4に加え、表3に挙げた問題があるかを聴き取り、歯周病の進行に力の影響があるのか、咬合性外傷と関連があるのかなど、リスクファクターとの関連を確認しながら、患者さんと一緒に解決策を模索しました（**表5**）。

4. 歯周基本治療

　$4\!+\!4$のマウスピースを製作して観察すると（**図2**）、歯肉の性状はやや線維性

表❺ 本症例における咬合性外傷のチェックシート

症状					
咬合痛	○	咬合時の違和感		顎関節症	
口腔内所見					
歯列不正	○	早期接触	○	欠損歯	○
ブラキシズム		日中のTCH（上下歯列接触癖）	○	舌のヘリや頬粘膜の歯の圧痕	○
咬耗	○	詰めものの周りが欠けている		エナメル質がチップする	
骨隆起		不適合補綴物			
デンタルX線写真					
骨欠損が垂直性	○	骨欠損が垂直性と水平性		根分岐部病変	○
背景					
ストレス		喫煙		偏食	○
睡眠	○	全身疾患		飲酒の影響	
服薬の副作用		硬いものの嗜好		ガムを噛む習慣	

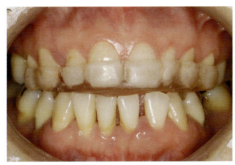 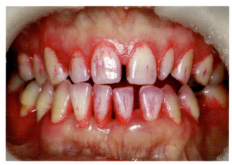

図❷ 49歳、女性。ナイトガード装着時（2016年12月）

図❸ プラーク染色時（2017年1月）。歯頸部と近遠心にプラークの付着を認め、しっかり磨けていなかった

（炎症の治癒過程で線維化して硬くなった）に近い炎症像を呈していたため、プラークコントロールによる炎症のコントロールでは、やや変化しにくいと予測しました。歯周基本治療は、咬合性外傷の対応とSRPの回数を考え、最低でも1年は要することを説明しました。

セルフケアは1日2回、朝は手用歯ブラシで2分、夜は電動歯ブラシで2分以上磨いていました。プラークを染め出して電動歯ブラシと手用歯ブラシの利点・欠点の違いを体験し、細部の清掃には手用歯ブラシが効果的であると伝えると、患者さんは納得していました（図3）。

1）歯周組織検査表から「炎症型」か「咬合型」かを判断して対応

SRPは、臨床症状のある垂直的動揺歯ではなく、炎症型（深い歯周ポケットが

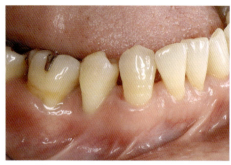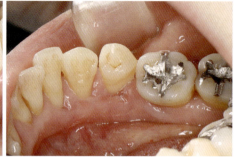

図❹ 4|の咬合調整時（2017年3月）。4|の舌側面の歯肉収縮により一時的に凹凸が認められるが、SRPとTBIで数ヵ月後に改善した

おもに近遠心のみに認められる場合、炎症の影響が大きい）で改善しやすい部位、プラークコントロールが改善していて、かつ動揺が少ない、3/3|から行いました。

咬合型（深い歯周ポケットが頰舌側面、根分岐部病変がとくに口蓋側面に認められる場合、力の影響が大きい）の4|に垂直的な著しい動揺と早期接触を認めたため、来院のたびに動揺度を確認しながら、咬合調整を行いました。

垂直的な動揺がなく、咬合性外傷の動揺が認められた部位は、プラークコントロールによる炎症のコントロールと力のコントロールで動揺が落ち着いてきたことを確認し、SRPを行いました。

2）垂直的な動揺が落ち着いたらSRPのタイミング

4|のプラークコントロールが改善し、炎症もコントロールされると歯肉は収縮し、初診時に比べて垂直的な動揺度も3度が2度（ペリオテスト値は46から37）に減少しました（図4）。このとき、SRPのタイミングと判断し、すかさず行いました。

咬合型で垂直的な著しい動揺が認められた7|は8 6|と、|7は|6とそれぞれ連結が必要であることと、|5 6の欠損部位にはインプラントで咬合支持の再構築が可能であることを説明したところ、積極的な治療は希望されませんでした。しかし、歯周基本治療は最後まで行うとのことでした。

2017年10月に、4|+4のマウスピースを紛失されましたが、十分に使用されたため、7|の垂直的な動揺が3度から2度（ペリオテスト値は50から38）に、|7の著しい動揺が2度強から2度弱（ペリオテスト値は39から29）に減少したので、このときがSRPのタイミングと判断し、実施しました。

5．再評価検査

歯周基本治療を始めて1年が経過した2018年3月に再評価検査を行い、セルフケアについて聴き取りを行いました（図5）。患者さんは、仕事のために朝4時半に起床し、夜はうたた寝が多いため、歯間ブラシの習慣が定着せず、歯間部のプラー

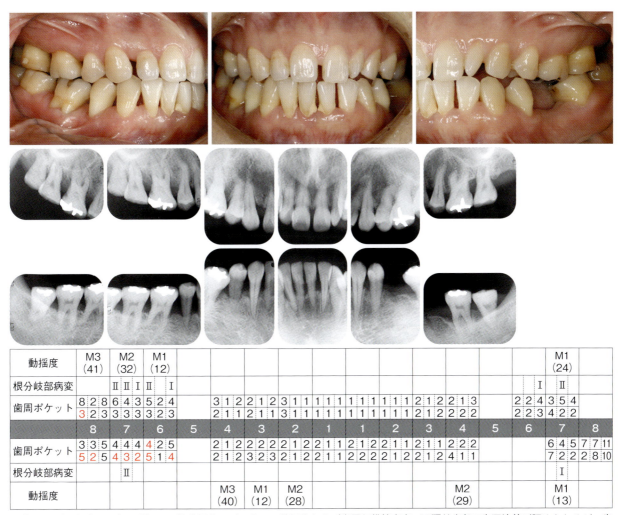

図❺　再評価時（2018年3月）の口腔内写真、デンタルX線写真および歯周組織検査表。下顎前歯部に歯石沈着が認められるが、歯周組織検査の結果から智歯以外のPPD 6mm以上の割合が2.1%（初診より－13.8%）、BOP（＋）が3.6%（初診より－26.8%）に改善した

クコントロールが不安定な状況が続きました。

　早期接触の臼歯部を少しずつ咬合調整した結果、初診時に比べて前歯部が当たってきました。ここまでに期間はかかりましたが、咬合性外傷による動揺歯の動揺は減少し、歯根膜腔の拡大、骨縁下欠損の進行は抑えられました。さらに、7|に力の負担が原因と考えられる不透過性の高い骨梁像の減少がわずかに認められました。

　デンタルX線写真より、本症例は歯周炎の改善のために時間と努力を傾注してもよい結果を得にくく、根分岐部病変を抱える大臼歯部を中心に歯を失う可能性が高いと考えました。しかし、現在は歯周病の進行を抑えられており、アタッチメントレベルは維持できています。

その後、2018年4月に部分床義歯を装着しましたが、慣れることがないまま使わなくなりました。

6．その後の経過

2021年12月のSPT時には、全体的にプラークコントロールが低下しており、急速に根分岐部病変が進行していました。8|が脱落しかけていたので、即日抜歯を行ったところ、根尖に及ぶ多量の歯石沈着が認められました。口腔内に急激な変化がみられたため、何か変わったことはないかを尋ねると、コロナ禍で仕事が不安定ななか、膝を痛めながら働いたり、父親の他界によるストレスが続いたとのことでした。上顎大臼歯部の根分岐部病変が急速に進行していたため、プラークコントロールが重要であること、ストレスによる偏食を控えることの利点を伝え、理解してもらいました。

直近のSPT時（2022年10月）では、初診時から6年が経過し、残存歯周ポケットは7|遠心のPPDが4mm、|7近心のPPDが7mm、頬側中央のPPDが7mm、|6遠心のPPDが7mm、|8近心のPPDが5mm認められ、それら以外はすべてPPDが3mm以下に改善しました。|6遠心、|7近心・頬側・遠心の根分岐部病変の骨縁下欠損が急速に進行し、垂直的動揺が認められたため、プラークコントロールを徹底し、当初から必要性の高かった再生療法を行い、その後は連結固定しました。

デンタルX線写真では、プラークコントロールの改善により、初診時と比べて上顎右側大臼歯部の歯槽頂部歯槽硬線の明瞭化が認められました。さらに、咬合性外傷の対応により、$\frac{7\,6\,3\,|}{8\,7\,6\,4\,|1\,2\,4\,7\,8}$ の歯根膜腔の拡大と垂直性骨欠損、動揺度の改善がみられました（**図6**）。

咬合性外傷への対応

咬合性外傷の疑いがある場合、プラークコントロールの徹底は必須で、動揺度やフレミタスなど早期接触の有無を確認し、歯科医師に報告します。必要な場合は咬合調整を行い、来院ごとに確認し、記録することが重要です。

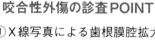

咬合性外傷の診査POINT
①X線写真による歯根膜腔拡大
②歯の動揺の増加
③X線写真による垂直性骨欠損

【参考文献】
1）日本歯周病学会（編）：歯周治療のガイドライン2022．医歯薬出版，東京，2022：31，47-50．
2）池田雅彦：治りやすい歯周病と治りにくい歯周病．ヒョーロン・パブリッシャーズ，東京，2011．

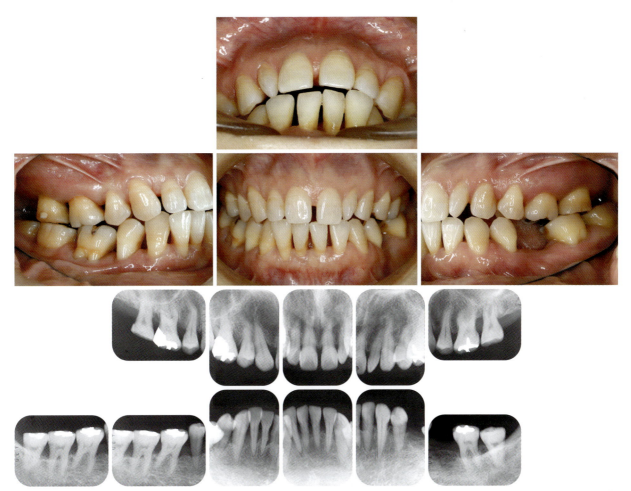

図❻ 直近のSPT時（2022年10月）の口腔内写真およびデンタルX線写真。残存歯周ポケットは、智歯以外のPPD 6mm以上の割合が2.1%（初診時より−13.8%）、BOP（＋）が3.6%（初診時より−26.8%）で、再評価時と変わらずに維持できている。コロナ禍では、プラークコントロールが不安定な時期が長かったが、現在、セルフケアは1日2回（朝・晩）、1回15分以上行っている。仕事が早朝からのためか、歯間ブラシの使用をつい忘れてしまうことやブラッシング前に疲れて寝てしまうこともよくあるとのこと。しかし、SPTは1度も途絶えずに来院しているので、引き続きプラークコントロールへのモチベーションアップを基本に、急速な骨欠損の進行への対応をすみやかに行っていく

Chapter 【7】

歯周病の
リスクファクターを有する
臨床例

01 SRP後の線維性歯肉はどのような経過を辿るの？

本項では、喫煙歴が長く、噛むときや歯ブラシの刺激などによる歯肉の角化が顕著な中年以降の重度歯周炎症例から得られたSRP後における線維性歯肉の長期経過について解説します。

歯周病の歯肉性状の特徴

歯周病に罹患した歯肉の性状は、線維性歯肉と浮腫性歯肉に大別され、その様相は炎症の有無や程度などで多種多様に変化します[1]。これらをわかりやすく**表1**にまとめます。

1. 浮腫性歯肉

軟らかい歯肉に炎症が起きると、浮腫性の炎症像を呈します。慢性化しても線維の増殖能が弱く、浮腫の感じが続きます。歯肉は変化しやすく、プラークコントロールによって約2週間で変化し、2～4ヵ月ほどであれば、炎症をコントロールできるようです。浮腫性歯肉は血管が拡張して腫脹がみられるため、出血しやすいのも特徴です。

表❶　浮腫性歯肉と線維性歯肉における歯肉性状

	浮腫性歯肉	線維性歯肉	線維性歯肉で炎症要因あり
炎症像	浮腫性	線維性	慢性炎症の線維化から急性炎症の浮腫性の炎症像
弾力	軟らかい	硬い	硬い部位と軟らかい部位が混在
出血	易出血	出血量は少ない	浮腫の部位は易出血
年齢	若年層から	中年以降に多い	中年以降に多い
歯肉収縮	収縮しやすい	収縮しにくい	浮腫の部位は収縮しやすい
炎症のコントロール	約2週間～4ヵ月かかる	時間と努力に傾注が必要	かなりの時間と努力に傾注が必要
改善の変化	約2週間単位で変化	変化は少ない	浮腫の部位は約半年で変化
原因	プラーク	プラーク	プラーク
要因	軟らかい歯肉。慢性化しても浮腫性の炎症像がみられる	喫煙による有害物質、噛むときや歯ブラシの刺激などによる歯肉の角化	喫煙による有害物質、噛むときや歯ブラシの刺激などによる歯肉の角化

138　Chapter 7　歯周病のリスクファクターを有する臨床例

2．線維性歯肉

　炎症の治癒過程で歯肉が線維化して硬くなったもので、喫煙による歯肉の角化、噛むときや歯ブラシの刺激が加わってそのような性状に至ります。急性期には軟らかい浮腫性の炎症を示しますが、慢性化によって発赤が現れにくい硬い線維性の炎症像を示します。線維性歯肉は改善に時間がかかるのも特徴です[1]。

副流煙による受動喫煙の可能性

　喫煙歴がないのに線維性歯肉の特徴がみられた場合、受動喫煙を疑って家庭や職場で副流煙が発生する環境ではないかをやんわりと確かめます。家族が通院しているのであれば、問診票から喫煙歴を調べ、該当したら状況を聴き取ります。

【症例】 線維性歯肉の長期経過

患者：59歳、男性
初診：2010年10月 （**図1**）
喫煙歴：あり（20本／1日）
主訴：左上の前歯が腫れた

　初診時は他院で定期健診を受けていましたが、歯周病の進行を抑えられず、相次いで抜歯に至ってしまい、今後が不安になり、歯周病専門の歯科医院をインターネットで探して来院されました。

　|3は根尖全周に及ぶ骨欠損が波及していたため、抜歯して仮歯の応急処置を行いました。|4は歯根膜腔の拡大とMillerの分類で動揺度2度を認め、咬合性外傷を疑いました。

　プラークコントロールでは、歯ブラシへのこだわりが強く、周波数で電動歯ブラシを選び、海外から取り寄せるほど熱心で、一生懸命に磨いていました。そして、少しでも磨き残しがあると悔しいと話していました。

　プラークは全体的に薄く付着していましたが、とくに歯間部や舌口蓋側、臼歯部の樋状根や根分岐部のグルーブ（保持溝）に磨き残しがあることを患者さんに説明しました。すると、「普段はもっと磨けているから、今回は評価に入れないでほしい」とのことで、磨き方には自信があるようでした。歯科医院ではブラッシング指導を受けず、自宅での自主練習を希望しました。また、喫煙が歯周病のリスクファクターであることを十分に理解しており、来院の2週間前から禁煙していましたが、「それが一番ストレスです」と訴えていました。

　歯肉性状は線維性歯肉で、表1の要因にある"喫煙による有害物質、噛むときや歯ブラシの刺激などによる歯肉の角化"をすべて満たしており、歯肉は収縮しにく

【症例】

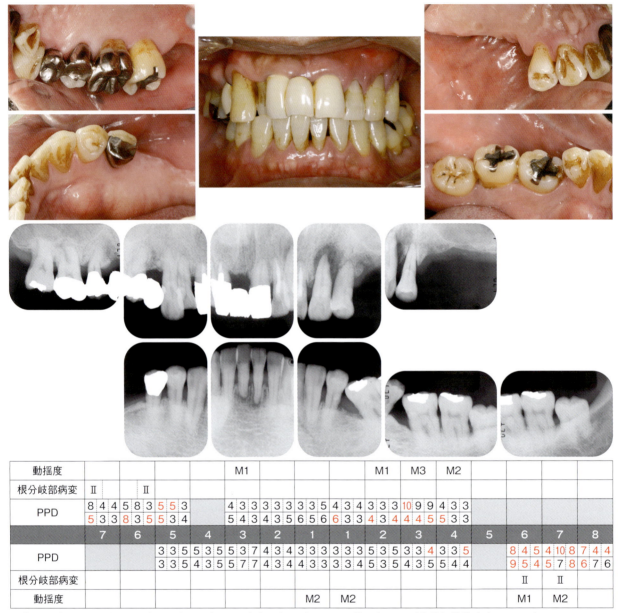

図❶　59歳、男性。初診時（2010年10月）の口腔内写真、デンタルX線写真および歯周組織検査表。PPD（Probing Pocket Depth）6mm以上16.6％、BOP（Bleeding on Probing）（＋）23.4％であった

く、炎症のコントロールには時間と努力に傾注が必要であると判断しました。

1．歯周基本治療

歯周基本治療を始める際、患者さんには予後不良歯の７６｜、｜７（両側対合歯なし）が近い将来に抜歯に至る可能性があることを伝え、対応や希望を確認しました。

	7	6	5	4	3	2	1	1	2	3	4	5	6	7	8
動揺度															
根分岐部病変	Ⅱ		Ⅰ												
PPD	7 4 3	3 3 3	3 4 3 3		3 3 3	3 3 3	3 3 4	4 3 3	3 3 3					3 3 3	移植歯
PPD	3 3 3	4 3 4	4 3 3		4 3 3	3 3 4	3 4 5	3 3 3	3 3 3					4 3 3	(8̄)
歯番	**7**	**6**	**5**	**4**	**3**	**2**	**1**	**1**	**2**	**3**	**4**	**5**	**6**	**7**	**8**
PPD			3 3 5	4 3 4	4 3 6	4 3 4	3 3 3	3 3 3	3 3 3	4 3 3	4 4 3 4			6 3 3	3 5 4
PPD			3 3 3	3 3 3	4 5 6	3 3 4	3 4 3	3 3 4	4 3 3	3 3 3	3 3 3 3			3 3 3	3 3 4
根分岐部病変															
動揺度						M2		M2						M1	M2

図❷　再評価時（2011年6月）の歯周組織検査表。PPD 6 mm以上3.0%、BOP（－）。初診時に比べて PPD は－13.6%、BOP は－23.4%に改善した

患者さんは予後不良歯には積極的な再 SPR や外科処置を希望されず、現状維持を目標に歯肉縁上のプラークコントロールの徹底を中心とした歯周基本治療を行うことにしました。

2．再評価から再々評価の経過

月に1〜2回の予約で歯周基本治療を行い、患者さんなりに努力し、タバコを1日10本ほどまで減らした状態で再評価を行いました（**図2**）。

線維化した硬い歯肉は歯肉収縮せず、4〜5 mmの残存歯周ポケットが多く認められましたが、初診時に比べて予想以上に改善傾向にあると判断しました。そのことを患者さんに説明すると、「歯間ブラシの使い方がよくわかり、治療前よりうまく磨けるようになったので、歯肉が改善したのだろう」ととても喜んでいました。

残存歯周ポケットには歯石が認められなかったため、再 SRP を行わずに歯肉縁上のプラークコントロールを徹底し、治療の合間には定期的に歯周ポケット内のイリゲーションを行いました。

初診から約2年半後の再々評価では、根分岐部病変や樋状根の根面溝以外は PD（Probing Pocket Depth）3 mm以下に改善しました。このように、線維化した硬い歯肉は改善までに時間と努力と傾注が必要であることを改めて実感しました。

3．SPT（Supportive Periodontal Therapy）の経過

患者さんは、「神経質な性格は直らないから、TCH（Tooth Contacting Habit）を気をつけるくらいなら歯が抜けてもよい」と言って笑い、また、大好物の芋けんぴを毎日1袋食べる習慣をやめられないなど、力の問題が残ったまま SPT を継続しました（**図3**）。加えて、タバコは体に悪いと十分に理解していましたが、どうしてもやめられないため、「本数を減らす努力は続けたい」と言ってくれました。

SPT 中に体調不良が多かったため、不眠を疑って医療面接を行ったところ、3時に就寝し、8時に起床していたことがわかりました。「今後は免疫力の低下を意

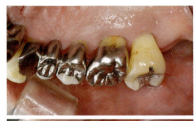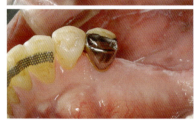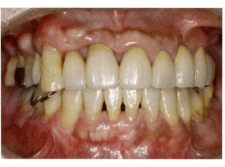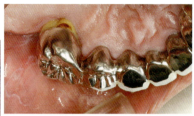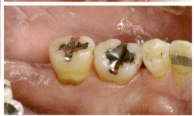

図❸ SPT 移行時（2015年1月）の口腔内写真。再々評価後に歯科矯正治療、補綴治療、7 6|の部分床義歯の治療を行い、SPT に移行した

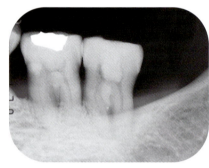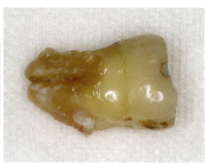

図❹ 2015年6月、デンタルX線写真より|7樋状根に根尖に及ぶ骨欠損を認めた。歯周炎から歯内病変へ波及したため抜髄し、2015年7月、患者さんの希望で抜歯

識して、0時就寝を目標にしてみる」と、前向きに捉えてくれました。

その後、2015年6月に予後不良歯であった|7樋状根に根尖に及ぶ骨欠損を認め、歯周炎から歯内病変へと波及したため、抜髄を行いましたが、「毎日痛み止めを飲み続けているので、早く抜きたい」との希望で、約1ヵ月後に抜歯を行いました（図4）。2016年11月に自律神経失調症で体調不良と食欲低下が重なり、急激に体重が減少したり、セルフケアを行えなかったりして、「何もする気がなくなり、苦しかった」という状況に陥りました。

2017年からは電子タバコも吸うようになり、紙タバコと合わせて1日10本以内を目標にしました。また、砂糖入りのカフェオレを1日5杯飲んでおり、シュガーコントロールについて十分に理解したうえでやめたくないとのことでした。そのため、毎食後と就寝前の1日4回、電動歯ブラシで12分間のセルフケアを行っていました。しかし、根分岐部病変部や歯間部などの細部にプラークの付着が認められることがよくありました。

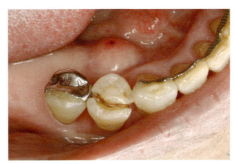

図❺ 2017年11月に|4|が破折した。その後、2018年1月に抜歯し、パーシャルデンチャーを装着

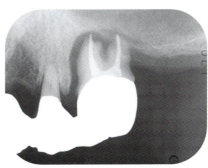 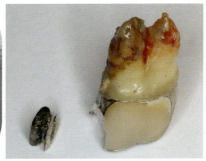

図❻ 2018年11月に|5移植歯の骨欠損の進行を認めた（左）。2019年1月に|5移植歯を抜歯。歯根面に歯石沈着、セメント質変性とプラークの付着を認めた（右）

　さらに、2017年11月に|4|が破折し、2018年1月に抜歯を行いました（図5）。2018年11月には、移植歯である|5に骨欠損の進行を認め、2019年1月に抜歯を行いました（図6）。

4．SRP後における線維性歯肉の長期経過

　直近のSPT時には、セルフケアの習慣に激しい波があり、一生懸命すぎるときはこだわりが顕著に出てしまい、時にはエナメル質に細かい傷ができるほど磨いていました（図7）。適度な加減で安定して磨けるようにつねにアドバイスしていますが、2021年4月には|7|の根分岐部病変と動揺が悪化し、ほぼ脱落して抜歯に至りました（図8）。

　SPT中に予後不良歯が抜歯に至りましたが、初診時から抜歯の可能性を伝えていたので、現在も患者さんとは良好な関係を継続できています。予後不良歯以外は現在も歯周病の再発を防げており、歯周基本治療がとても重要であるとわかりました。今後も歯を失うなどのトラブルを想定しながら、3ヵ月ごとのSPTで慎重に対応します。

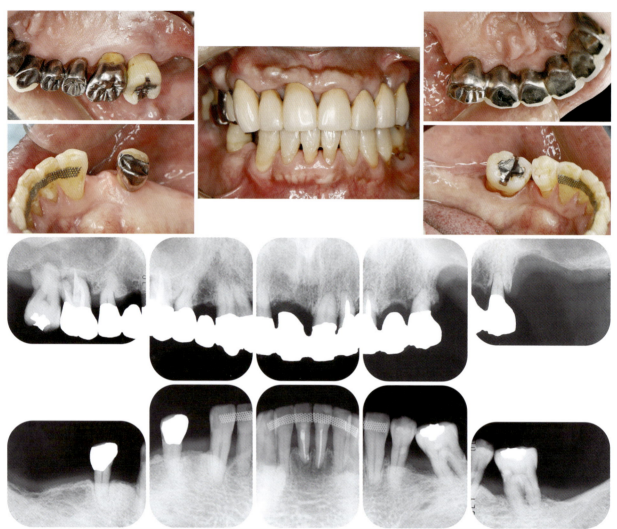

図❼ SPT時（2021年1月）の口腔内写真およびデンタルX線写真。70歳になられ、3ヵ月ごとのSPTを継続。予後不良歯以外はPD 3mm以下、BOP（－）

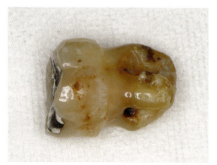

図❽ SPT時（2021年4月）。7|がほぼ脱落して抜歯に至る

Chapter 7　歯周病のリスクファクターを有する臨床例

線維性歯肉の患者さんへの対応

　筆者の臨床実感ですが、線維性歯肉は炎症の慢性化として現れるため、中年以降の方によく見られ、20代くらいまでの若い人に認められるケースは少ないと思います。線維性歯肉が厚みのある歯肉になり、炎症による出血量やプラークコントロールが改善した際の歯肉の収縮量は、浮腫性歯肉に比べて少なめです。

　線維性歯肉の患者さんは、高齢になるとプラークコントロールの低下と力の問題、喫煙による有害物質の影響などから急変して歯周病が進行することがあります。それだけではなく、突如として歯を失う原因になり得ることを患者さんと共有し、SPTで経過をみていくことがとても重要です。

【参考文献】
1）片山奈美，斎田寛之：歯周基本治療のレベルアップ POINT 臨床記録の読み方，症例の見方，骨欠損の治し方．
　　デンタルダイヤモンド社，東京，2019：8.

02
SRP
血糖コントロールされていない糖尿病患者の重度歯周炎への対応は？

　現在、エビデンスレベルでは、1・2型糖尿病患者（HbA1c ≧6.5%）は、非糖尿病患者と比べて重度歯周炎の発症率が高く、歯周病の進行や歯の喪失リスクも高いことはあきらかであると考えられています。そのうえ、血糖コントロール不良の糖尿病は、さらに歯周病を悪化させます[1]。本項では、そのような患者の病態の見方と対応について解説します。

血糖コントロールされている糖尿病患者：HbA1c ≦7%

　血糖コントロールされている糖尿病患者は、毎日バランスのとれた栄養、つまり、3食をある程度決まった時間に、決まった量の主食（炭水化物：米・麺類・パン・パスタなど）、副菜（おもに食物繊維：野菜・きのこ・いも・海藻など）、主菜（エネルギー：タンパク質・脂質・鉄・ビタミン・ミネラルなど）を摂取し、間食や水分補給では糖分を摂取せず、適度な運動を心がけている場合がほとんどです[2]。セルフケアの効果が得られると、歯肉からの出血も認められずに健康な口腔内を維持されていることがあります。

血糖コントロールされていない糖尿病患者：HbA1c ≧6.5%

　血糖コントロール不良の糖尿病患者は、朝食は糖分を含む食パンにジャムや蜂蜜、砂糖入りヨーグルト、バナナやりんごを含むスムージー、グラノーラを好み、運動しながら糖分含有のスポーツ飲料や果汁・糖分含有の炭酸飲料を水代わりに摂取している場合が多くみられます。空腹時には低血糖予防に必要であると、糖分の含まれている飴やチョコレート、ドライフルーツなどを摂り、むしろ身体によいと考えている節がうかがえます。

【症例】 血糖コントロールされていない糖尿病患者さんの重度歯周炎

　Chapter 5-03 と同症例の患者さんです。本項では、上下顎右側臼歯部、上顎左側臼歯部に着目します。

患者：68歳、女性

初診：2008年7月（図1）

喫煙歴：2年前より禁煙（30年間喫煙）

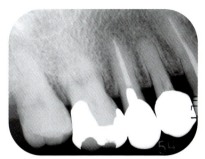
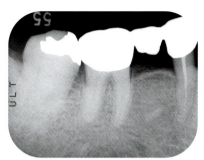
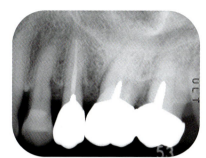

a：上顎右側臼歯部　　　　　　　b：下顎右側臼歯部　　　　　　　c：上顎左側臼歯部

図❶ a～c　68歳、女性。初診時（2008年7月）のデンタルX線写真

主訴：7⏌の違和感と知覚過敏

服薬状況：義母の介護で不眠が続き睡眠導入剤、2型糖尿病（HbA1c 6.2%）でアマリールを服薬中

　初診時、主訴である7⏌の根分岐部病変への対応と、プラークコントロールの確認を行い、⏌1の咬合性外傷とセメント質剝離は経過観察としました。2009年6月に⏌1の咬合性外傷を伴う急性炎症のため来院し、炎症（プラークコントロール）と力（TCH［Tooth Contacting Habit］の確認と早期接触の除去）のコントロール、投薬を行いました。

1. 歯周基本治療中の経過

　2008年8月以降は⏌4のう蝕治療が中心で、歯周基本治療が進みにくい状態でした。

　2009年7月のセルフケアでは、朝昼は3分間、夜は10分間磨き、歯間ブラシも使用し、習慣化されていました。義母の死、自身の白内障手術などによりストレスが多く、歯を食いしばっていると訴え、上顎左右側臼歯部の知覚過敏が継続していました。この時期は、⏌1の唇側に PPD（Probing Pocket Depth）12mm、BOP（Bleeding on Probing）（＋）の根尖に及ぶ歯周ポケットと膿瘍の形成が認められました（Chapter 5-03 図3参照）。歯間部や歯頸部にプラークが付着しており、歯垢染色剤を使って磨き方を指導したところ、熱心に練習されました。さらに、SRPと早期接触の除去として咬合調整を行いました。プラークコントロールは不安定ではありますが、向上しつつあり、1回に20分間磨くようになりました。しかし、スポーツ飲料を薄めて水の代わりに飲む習慣があり、多量のプラークの付着と歯肉の炎症が認められました。

　その後、SRPを進める予定でしたが、孫の世話で疲れて歯磨きが億劫になったとのことで、歯周ポケットが改善しないまま、4ヵ月間隔でのSPT（Supportive Periodontal Therapy）を希望されました（**図2**）。

【症例】

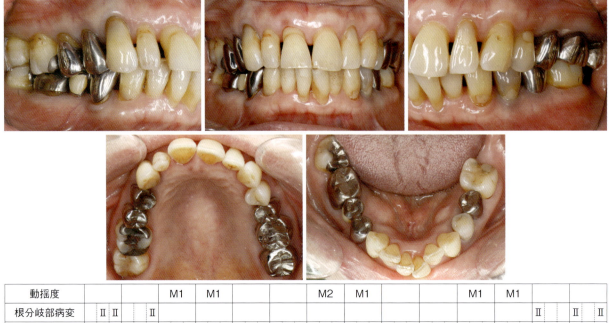

図❷　歯周基本治療中（2010年1月）の口腔内写真および歯周組織検査表。歯周組織検査の結果からPPD 6mm以上の割合が2.5%、BOP（＋）が98.7%。赤字：出血

2．SPT中にう蝕が進行

　患者さんの希望どおりにSPTを続けていましたが、2011年3月に6⏌遠心、その他数ヵ所にう蝕の進行が散見されたため（図3）、医療面接をしたところ、水の代わりにスポーツ飲料を薄めたものを継続飲用していました。「治療が怖いからできるだけ来院したくない」とのことであったので、これ以上う蝕を進行させないために、シュガーコントロールの必要性やう蝕のリスクについて説明しました。その後、2013年にう蝕と歯周炎の進行により、⏌7を抜歯しました（図4）。

　セルフケアは習慣化していますが、多量のプラークが付着し、2時間くらい口を閉じていると口腔内がドブ臭くなるとのことでした。再度、歯垢染色剤を使って磨き方を確認しましたが、歯周炎はわずかしか改善せず、⏌7近心のPPDは6mmから8mmになり、根分岐部病変のアタッチメントレベルは減少し、歯周炎が進行しました。

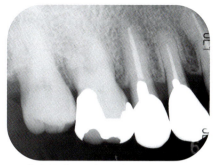 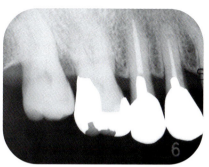

　　a：治療前（2011年3月）　　　　　　　　b：治療後（2011年6月）
図❸a、b　6|遠心のう蝕治療前後のデンタルX線写真

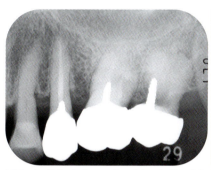 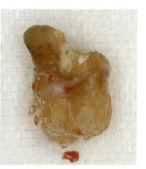

図❹　|7抜歯時（2013年2月）。う蝕と歯周炎の進行により、抜歯となった

3．偏った食生活習慣

　2014年11月にはスポーツ飲料を飲まなくなりましたが、買いものに向かう道中には必ず飴を舐め、毎朝スムージー（りんご・バナナ・小松菜）を摂取していました。スムージーはジュースと同じものと考えてもらい、HbA1c 6.7％で服薬中であったため、血糖コントロール不良の要因であると理解してもらいました。さらに、前述の血糖コントロールされている糖尿病患者のように、バランスのとれた食事を摂取することが理想的であると再確認しました。

　その後、帯状疱疹と花粉アレルギーを発症、左膝を痛めてヒアルロン酸を注入し、整形外科に通院されました。2015年から経過観察していた7|近心口蓋側のPPDは7 mmから10 mm、BOP（＋）になり、う蝕と動揺度も進行したため、無理のない範囲でのプラークコントロールの徹底とナイトガード装着で対応しました。2017年4月にはHbA1c 6.5％で引き続きアマリールを服薬、しばらくう蝕の治療が続きました（図5）。

4．あらゆる病気に罹り、服用薬が増える

　う蝕治療を進めている間の病歴と服用していた薬は以下のとおりです。
- 糖尿病：アマリール

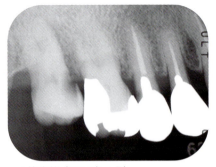 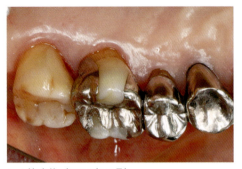

a：治療前（2017年4月）　　　　　b：治療後（2018年6月）
図❺ a、b　7⏌近心のう蝕治療前後のデンタルX線写真と口腔内写真

- 右膝の関節リウマチ：ロキソプロフェンナトリウムテープ
- 不眠症：レンドルミンD
- 逆流性食道炎：タケプロン
- 脂質異常症（高脂血症）：ローコール錠30mg

（高血圧、骨粗しょう症の薬も服薬）

　ご主人が腎臓がんと診断され、「いつも病院につき添ってたいへん」とのことでした。さらに、自身の左足が突発性壊死と診断され、次の来院時には大腸カタルで入院されたとの報告を受けました。大腸カタルは原因不明ですが、食生活の乱れが要因の1つとされています。

　次いで、りんごとピーナッツでアナフィラキシーショックとなり入院されました。ナイトガードを装着していますが、顎関節症になり、急患で来院したため、TCHの再確認を行いました。

　2019年10月には、ご主人が十二指腸潰瘍で多量に出血して入院し、つき添われたそうです。患者さんは、飴とチョコレートが大好きで、いつも持ち歩いて食べているとのことでした。そのため、フッ化物洗口液（オラブリス洗口液0.2％：ジーシー昭和薬品）で就寝前の洗口を勧めました。

5．7⏌の急性炎症で急患来院

　2019年11月に5⏌のう蝕、7⏌の自発痛で急患来院し、近心に垂直性骨欠損とPPD10mm、BOP（+）が認められました。歯髄は生活歯と診断でき、咬合性外傷のため、早期接触の除去とプラークコントロールによる炎症のコントロールを行い、抗菌薬（メイアクト）と頓服薬（ロキソニン）を処方しました。依然としてHbA1c 6.2％でアマリールを服薬中です（**図6**）。その後、体調不良でキャンセルが続き、4ヵ月後の2020年3月に来院しました。その際、7⏌の歯周炎の進行を抑えるためにプラークコントロールを確認しましたが、2020年8月に急遽歯周外科治療

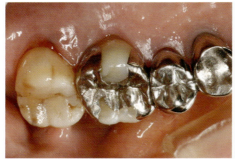
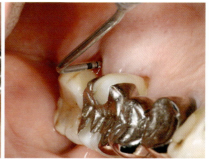

a：咬合性外傷を伴う急性炎症を発症。プロービング時に出血した

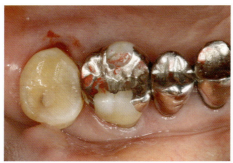

b：咬合紙を噛んでもらった

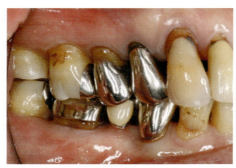
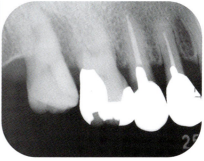

c：側方面観およびデンタルX線写真
図❻a～c　5̲のう蝕と7̲の自発痛で急患来院時（2019年11月）

を行いました（図7）。

6．その後の経過と対応

2020年12月、7̲にう蝕の進行を認めたため、治療を行い（図8）、その際、新たに6̲にう蝕の進行の疑いがありました（図9）。現在は、84歳になられ、プラークコントロールに波はありますが、7̲の動揺の変化にも注意して、TCHの観察とナイトガードで対応しています。

本症例においては、ショ糖の摂取頻度と量がコントロールされておらず、プラークの付着量が多いです。セルフケアは20分間かけて習慣的に行っていますが、歯周ポケットから出血した血液は、プラークと混ざってドロッとしています（図10）。

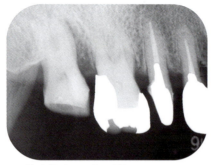 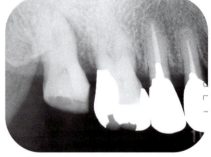

a：治療前（2020年8月）　　　　　　　　a：治療前（2020年8月）
図❼ a、b　7｜歯周外科治療前後のデンタルX線写真

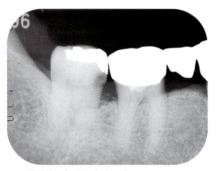 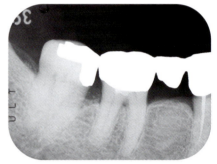

a：治療前（2020年12月）　　　　　　　b：治療後（2021年6月）
図❽ a、b　7｜のう蝕治療前後のデンタルX線写真。治療中の2021年3月のHbA1cは7.1％

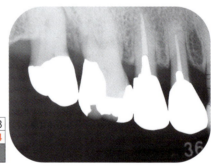

図❾　う蝕治療時（2021年6月）には、新たに6｜近心にう蝕の進行の疑いを認めた。7｜近心のPPD 5mm以外は歯槽頂部歯槽硬線の明瞭化がわずかに認められた。セルフケアによる7｜の改善を期待

　歯周炎やう蝕が頻繁に発症すると、患者さんは精神的に疲れ、来院に対して消極的になり、さらに悪化を繰り返す悪循環に陥る傾向があります。そのため、来院が途絶えないように、セルフケアでよくなっている部位をみつけてしっかり励ましていると、「いつも褒められたくて頑張っています！」と笑顔で話されました。
　現在は、水分補給にオーエスワン®（OS-1：大塚製薬工場）を飲用し、毎朝ヨーグルトに蜂蜜、散歩しながら大好きなチョコレートを食べるため、新たなう蝕が進行してしまいました（図11）。

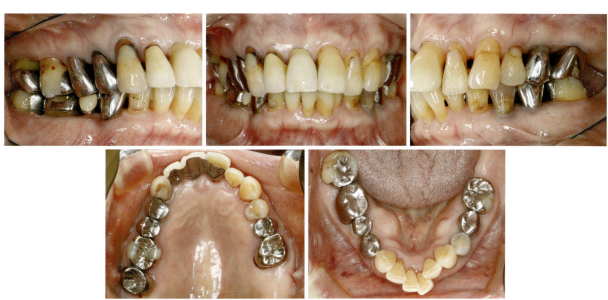

動揺度			M1		M2		M2				M1							M1		M1			
根分岐部病変		Ⅱ		Ⅱ														Ⅱ		Ⅱ	
歯周ポケット	3 2 2	3 2 3 2 2 2	2 2 3 2 2 2 2 2 3				2 2 2 2 2 2 2 2 2 3 2 2 3 2 2 6
	3 2 8	3 3 7 2 2 2	2 2 3 3 2 3 2 3 2 2				2 2 2 2 2 2 2 2 3 3 2 3 2 2 8 6 6
	7	6	5	4	3	2	1	1	2	3	4	5	6	7
歯周ポケット	3 7 2 2 2		2 1 2 2 2 1 1 2 1 1 2 2 1 1 2 1 1 2 1 2 2 1 2 3 3 3
	3 7 3 2 2 3		2 2 2 2 2 2 2 2 2 2 2 1 2 2 2 2 2 2 2 4 2 2 3 3 3 3
根分岐部病変	Ⅱ Ⅱ												
動揺度											M1	M1		

図⓾ 最新 SPT 時（2022年11月）の口腔内写真および歯周組織検査表。初診時に比べて歯肉は全体的に引き締まり、健康なピンク色になったが、根分岐部病変の 7̲ 6̲ | 1 6 および 7̲ の口蓋側は BOP（＋）で、炎症が認められる。歯周ポケットから出血した血液は、プラークと混ざってドロッとしている。HbA1c 6.6％ でアマリール服用中。歯周組織検査の結果から PPD 6 mm 以上の割合が 5.5％（2010年1月より＋3％）に悪化し、BOP（＋）が 13.1％（2010年1月より−85.6％）に改善した

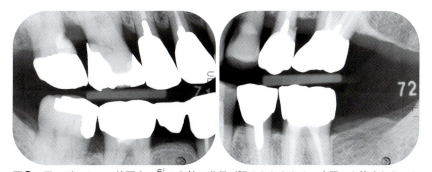

図⓫ 同、デンタル X 線写真。6̲/4̲ のう蝕の進行が認められたため、次回から治療となった。7̲|5 近心は2021年10月にう蝕治療を行ったが、再び進行を認めた

【参考文献】
1）日本歯周病学会：糖尿病患者に対する歯周治療ガイドライン 改訂第2版．医歯薬出版，東京，2014：8-13．
2）日本糖尿病学会：糖尿病食事療法のための食品交換表 第7版．文光堂，東京，2022．

歯周基本治療のレベルアップ POINT

臨床記録の読み方、症例の見方、骨欠損の治し方

[著] 片山奈美（歯科衛生士）・斎田寛之（歯科医師）

歯周病症例の難易度を理解し、歯周基本治療で治す！

大がかりな治療ではなく、歯周基本治療で歯周ポケット、さらには骨縁下欠損を改善できれば、患者さんは外科的侵襲を避けられます。また、術者側としても、歯周基本治療で患者さんを治癒に導ければ、臨床の楽しさとやりがいを感じられます。本書は、臨床的な思考プロセスを通じて、臨床記録をしっかりと読み、症例の難易度などをよく理解し、そして一つ一つの処置を高い精度で行うための要点を「POINT」として収載。歯周基本治療の可能性と生体の治癒力のすばらしさを味わえる良書です。

A4判・144頁・オールカラー　本体6,000円＋税

詳しい情報はこちら

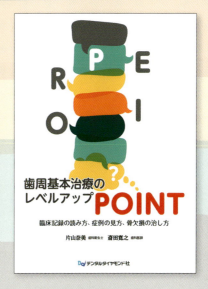

CONTENTS

CHAPTER1　臨床記録の読み方
- X線写真の見方
（読影のポイント、歯周病の病態の変化、器具の到達性を予測する）
- 治療計画の立案
（歯周病の治りやすさを予測する、歯周病症例の難易度を見る）　他

CHAPTER2　プラークコントロール
- タイプ別に考えるプラークコントロール
- プラークが取れる磨き方　他

CHAPTER3　SRPの考え方
- SRPのタイミング
- SRPの順番　他

CHAPTER4　重度歯周病患者への対応
- 重度歯周病患者における喫煙とプラークコントロール
- 根分岐部病変へのアプローチ

CHAPTER5　インプラントへの対応

CHAPTER6　メインテナンス・SPTで見るポイント

CHAPTER7　まとめに代えて

Appendices　付録
- 歯科衛生士治療計画書
- 歯周病の回復力と治りやすさの予測

デンタルダイヤモンド社

著者プロフィール

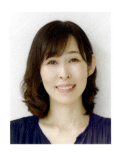

片山奈美
（かたやま なみ）

【略歴】
1992年	アポロ歯科衛生士専門学校 卒業
1992〜1995年	目白若林歯科・歯周病研究所 勤務
1995〜2020年	渋谷区・村松歯科 非常勤
2000〜2015年	公益社団法人埼玉県歯科衛生士会会員
	地域歯科保健活動
2009年〜現在	埼玉県・斉田歯科医院 非常勤を中心に
2019年〜現在	片山塾（katayamajuku-nami）
	歯周基本治療レベルアップセミナー 主宰
2020〜2022年	中野区・アポロ歯科診療所 非常勤
2022年〜現在	千代田区・塚原デンタルクリニック 非常勤

【認定資格】
2009年	日本臨床歯周病学会 認定歯科衛生士
2015年	日本歯周病学会 認定歯科衛生士
2022年	日本歯科医学振興機構臨床歯科麻酔 認定歯科衛生士

な〜みんのSRP"あるある"お悩み解決講座

発 行 日	2024年12月1日 第1版第1刷
著　　者	片山奈美
発 行 人	濵野 優
発 行 所	株式会社デンタルダイヤモンド社
	〒113-0033 東京都文京区本郷2-27-17 ICNビル3階
	TEL 03-6801-5810(代)　FAX 03-6801-5009
	https://www.dental-diamond.co.jp
振替口座	00160-3-10768
印 刷 所	共立印刷印刷株式会社

©Nami KATAYAMA, 2024
落丁、乱丁本はお取り替えいたします

- 本書の複製権・翻訳権・上映権・譲渡権・公衆送信権（送信可能化権を含む）は㈱デンタルダイヤモンド社が保有します。
- JCOPY 〈(社)出版者著作権管理機構 委託出版物〉
本書の無断複写は著作権法上での例外を除き禁じられています。複写される場合は、そのつど事前に㈱出版者著作権管理機構（TEL：03-5244-5088、FAX：03-5244-5089、e-mail：info@jcopy.or.jp）の許諾を得てください。